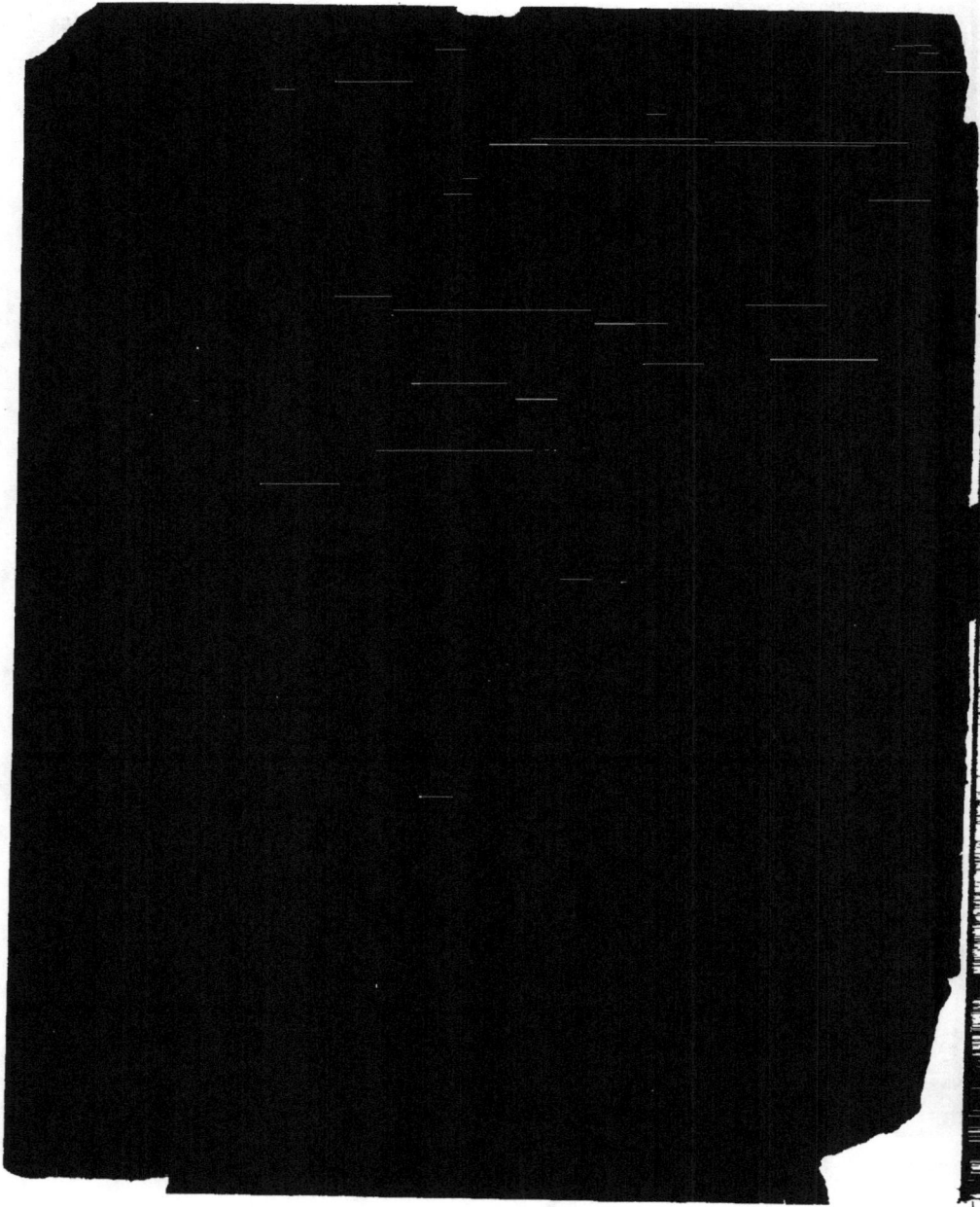

RECHERCHES ANATOMIQUES ET PHYSIOLOGIQUES

sur

LES DRYADÉES

PAR

E. CHOAY

PHARMACIEN DE PREMIÈRE CLASSE
INTERNE DES HOPITAUX (MÉDAILLE D'OR, 1887)

PARIS

G. STEINHEIL, ÉDITEUR

2, Rue Casimir-Delavigne, 2

1888

A MES PARENTS

A MONSIEUR A. CHAMPIGNY

MON PREMIER MAITRE EN PHARMACIE

Faible témoignage de profonde reconnaissance

E. Choay

A MONSIEUR LE PROFESSEUR GUIGNARD

Hommage respectueux

A MONSIEUR J. HÉRAIL

Docteur ès sciences,
Chef des travaux de micrographie à l'École supérieure de Pharmacie.

Souvenir de vive sympathie

E. CHOAY

RECHERCHES ANATOMIQUES ET PHYSIOLOGIQUES

SUR

LES DRYADÉES

INTRODUCTION

Au début de ce travail, commencé sous l'inspiration de M. A. Chatin, je m'étais proposé de rechercher si les nombreuses espèces du genre Rubus pouvaient être groupées par la connaissance de leur structure anatomique.

J'ai voulu en rapprocher le groupe des Potentillées afin de voir si les changements dans la nature du fruit amenaient des modifications correspondantes dans la structure interne. Mon but était donc d'arriver, s'il était possible, à établir la synthèse des caractères de la tribu des Dryadées.

Et de fait, je divise ce travail en trois parties. Dans la première, je passe en revue les caractères morphologi-

ques de la tribu, l'affinité de ses différents genres ainsi
que leur distribution géographique.

Dans la seconde, j'étudie les caractères anatomiques
d'un certain nombre d'espèces prises dans chaque genre.

La troisième partie est consacrée à l'étude de l'appareil tannifère des Rubus, à la revue des principaux travaux physiologiques qui ont été faits sur le tannin et à la
discussion des résultats obtenus.

En terminant, je prie M. le Prof. Guignard d'agréer
mes sincères remercîments pour l'honneur qu'il me fait
en acceptant la dédicace de ce modeste travail, ainsi que
pour l'empressement avec lequel il m'a fourni d'utiles
indications.

Qu'il me soit également permis d'adresser ici un
témoignage tout particulier de profonde reconnaissance
à M. Hérail, docteur ès sciences et chef des travaux
micrographiques, pour les savants conseils qu'il n'a
cessé de me prodiguer et pour le concours qu'il m'a si
obligeamment prêté en vue de mener à bonne fin ma
tâche (1).

(1) Ce travail a été fait au laboratoire de botanique de l'École
supérieure de pharmacie.

PREMIÈRE PARTIE

ÉTUDE MORPHOLOGIQUE DES DRYADÉES

CHAPITRE PREMIER

Classification.

La famille des Rosacées, à laquelle appartient cette tribu, forme un groupe assez naturel pour qu'on ait pu depuis longtemps en établir l'ensemble ; toutefois son homogénéité même rend extrêmement difficile la délimitation des genres. Aussi ne devons-nous pas nous étonner des divergences accusées par les différents botanistes :

Tournefort (*Institutiones*), 1719, place, dans la classe XXI (*De arboribus et fructibus flore rosaceo*), les *Rubus* qui forment le VIᵉ genre de la section II. Il place dans la classe VI (*De Herbis et suffruticibus flore rosaceo*) les genres : *Geum* (section III), *Caryophyllata*, *Fragaria*, *Tormentilla*, *Pentaphylloïdes*, *Quinquefolium* (section VII).

Linné (*Genera plantarum*), 1743, rassemble (classe XII, Icosandria, Polygynia, VI), les *Rubus, Fragaria, Potentilla, Tormentilla, Comarum, Geum, Dryas* et classe V, Pentandria, Pentagynia, IV), *Sibbaldia.*

C. Linné (*Systema naturæ*), 1744, joint les *Rosa* à la Polygynia VI ci-dessus.

Ant. Laurent de Jussieu (*Genera plantarum*), 1789, forme la tribu des Potentillées avec cette même classe XII, Polygynia VI, tandis qu'il rattache *Sibbaldia* à la tribu des Sanguisorbées.

De Necker. (*Elementa botanica. Genus Sarcodiphytum*) ajoute aux Potentillées de de Jussieu, les genres *Dalibarda, Bossekia, Rhadophora, Tridophyllum.*

Lamarck et Poiret (*Encyclopédie méthodique*), 1804, retranchent *Tormentilla* et *Comarum* des Potentillées de de Jussieu ; puis ils créent avec *Geum* le genre *Caryophyllata.*

Persoon (*Synopsis plantarum*), 1807, ajoute *Calycanthus* à l'Icosandria polygynia de Linné.

Lindley (*Veget. Kingd.*), réunit dans ses Potentillidées de nombreux genres, dont les principaux sont : *Dalibarda, Rubus, Fragaria, Comarum, Potentilla, Horkelia, Chamærhodos, Dryadanthe, Sibbaldia, Agrimonia, Aremonia, Purshia, Cercocarpus, Waldsteinia, Comaropsis, Sieversia, Fallugia, Geum, Cowania, Coluria, Dryas.* Puis, il met *Greggia* et *Glossopetalum* dans la tribu des Neuradées.

De Candolle (*Prodrome*), 1825, range dans les Dryadées : *Dryas, Geum, Waldsteinia, Comaropsis, Rubus, Cylactis, Dalibarda, Fragaria, Potentilla, Sib-*

baldia, *Agrimonia, Aremonia, Brayera.* Il subdivise
Geum en 4 sections: *Caryophyllastrum, Caryophyllata,
Orogeum, Stictogeum* et *Potentilla* en 3 sections: *Poten-
tillastrum, Comarum, Fragariastrum.*

Spach (*Histoire naturelle des Végétaux*), 1834, multi-
plie encore les créations; parmi celles-ci, nous retrouvons les Dryadées et les Sanguisorbées de de
Candolle.

Endlicher (*Genera plantarum*), 1840, divise ses
Dryadées en : Dalibardées (*Dalibarda* et *Rubus*), Fraga-
riées (*Fragaria, Comarum, Potentilla*), Chamærhodées
(*Horkelia, Chamærhodos, Dryadanthe, Sibbaldia*), San-
guisorbées (*Agrimonia, Aremonia, Alchemilla, Adenos-
toma, Acæna, Sanguisorba, Poterium, Leucosidea,
Tretraglochin, Polylepis, Margyricarpus, Cliffortia*),
Cercocarpées (*Purshia, Cercocarpus*), Eudryadées
(*Waldsteinia, Comaropsis, Sieversia, Fallugia, Geum,
Cowania, Coluria, Dryas*).

M. Baillon (*Histoire des Plantes*), 1869, réunit *Waldsteinia, Coluria* et *Sieversia* à *Geum*, ainsi que *Comarum,
Horkelia, Sibbaldia* et *Chamærhodos* à *Potentilla.* En
somme, il admet les genres suivants : *Fragaria, Potentilla, Rubus, Geum, Dryas, Cowania, Fallugia, Chamæbatia, Purshia, Cercocarpus, Coleogyne, Adenostoma.*

Bentham et Hooker (*Genera plantarum*) en font les tri-
bus des Rubées et des Potentillées. Ces dernières comprennent les genres admis par M. Baillon, moins *Adenostoma;* par contre, ces auteurs admettent *Waldsteinia,
Coluria* et *Chamærhodos.*

Le Maout et Decaisne décrivent comme principaux

C.   2

genres: *Rubus, Fragaria, Comarum, Potentilla, Sibbaldia, Geum, Dryas.*

Nous nous arrêterons à cette classification en adoptant les subdivisions établies par Endlicher ; c'est-à-dire que nous diviserons la tribu des Dryadées comme il suit :

A. — Sous-tribu des Fragariées :

Section I. (Fragariées).	Genre *Fragaria.* — *Potentilla.* — *Comarum.*
Section II (Chamærhodées)	Genre *Sibbaldia.*
Section III. (Eudryadées).	Genre *Dryas.* — *Geum.*

B. — Sous-tribu des Rubées

Genre *Rubus.*

CHAPITRE II

Caractères morphologiques de la Tribu.

I. — Caractères Généraux

Cette tribu doit son nom à une petite plante des Alpes, la Dryade. Les espèces qui la composent sont remarquables par l'astringence plus ou moins prononcée de leurs racines qui, pour cette raison, sont utilisées soit en médecine soit au tannage. Les fraises, les framboises, les mûres de plusieurs espèces de ronces sont des fruits fournis par les végétaux qui nous occupent ; de nombreuses plantes d'agrément, tant herbacées que ligneuses leur appartiennent également. Cependant, on ne connaît dans cette tribu ni arbre, ni grand arbrisseau.

Ses principaux caractères se résument comme il suit : Herbes ou arbrisseaux. Feuilles ordinairement composées à stipules adnées au pétiole. Fleurs polygames. Calice à 4-5 div., persistant, tantôt nu, tantôt caliculé, à préfloraison valvaire. 4-5 pétales. Carpelles libres, ordinairement nombreux ; quelquefois 5-10, disposés en tête sur un réceptacle convexe. Ovaire 1-ovulé. Ovule pendant, rarement ascendant (*Geum, Dryas*). Style naissant inséré sur le bord interne de l'ovaire au-dessus du sommet. Akènes, soit nus (*Potentilla, Comarum*), soit terminés par un style plumeux (*Dryas, Cercocarpus*) ou drupéoles sur un réceptacle ordinairement sec (*Rubus*), quelquefois charnu (*Fragaria*). Graine pendante ou rarement ascendante (*Geum, Dryas*). Radicule supère ou rarement infère.

II. — Genre Fragaria (1)

Fleurs régulières, polygames ou hermaphrodites ; réceptacle en forme de coupe évasée, à rebord circulaire et à fond relevé en bosse portant les carpelles, tandis que le périanthe et l'androcée sont insérés sur les bords. Calice à 5 sép. à préfloraison valvaire, légèrement réduppliquée ou, rarement, un peu imbriquée. Calicule formé de 5 folioles alternes, d'origine stipulaire, car chacune d'elles résulte le plus généralement de la fusion de deux stipules voisines. Corolle à 5 pét. alternes munis d'un onglet très court, à préfloraison imbricative. Étamines, ∞ le plus souvent 20 disposées en 3 verticilles : le premier de 5 étamines en face des sépales ; le second également de 6 en face des pétales et le troisième de 10 étamines placées de chaque côté des 5 qui précèdent. Leur

(1) T. *Ins.*, 295, t. 152. — L. *Gen.*, n° 633. — J. *Gen.*, 388. — Gærtn., *Fruct.*, I, 350, t. 73. — Lamk. *Dict.*, II, 527 ; *Suppl*, II, 667 ; Ill, t. 442. Nessl. *Potent.*, 17. — D. C. *Prodr.*, II, 569. — Spach. *Suit.* à *Buffon*, I, 402. — Endl. *Gen.*, n° 6361. — B.-H. *Gen.*, 620, n° 47.

,nombre augmente-t-il, c'est alors par voie de dédoublement.

Chacune d'elles a un filet libre et une anthère bilocu-
laire introrse ou presque latérale à déhiscence longitudinale. Pollen ellipsoïde à 3 sillons longitudinaux, que
l'eau transforme en bandes lisses ou papilleuses. Un disque
glanduleux tapisse la surface interne du réceptacle,
depuis l'insertion des étamines jusqu'à la saillie centrale.
Des carpelles en nombre indéfini se placent sur cette
saillie ; il sont libres et formés chacun d'un ovaire
uniloculaire surmonté d'un style qui s'insère à une hauteur variable du bord de l'ovaire et qui se dilate insensiblement jusqu'au sommet stigmatifère tronqué. Un
ovule descendant, incomplètement anatrope à micropyle
supérieur et extérieur s'insère dans l'angle interne de
l'ovaire et vers le milieu de sa hauteur.

Fruit multiple formé par de nombreux akènes ou
souvent par des drupes à sarcocarpe peu épais, situés
sur la partie relevée, succulente, charnue du réceptacle
ou sertis dans une petite fossette de ce dernier. A sa
base persistent le calice et l'involucre. Chaque akène
renferme une graine à embryon charnu, sans albumen,
à radicale supère.

Plantes herbacées, vivaces, dont la tige forme un court
sympode, à feuilles alternes trifoliées, digitées, rarement pennées et accompagnées de deux stipules latérales
pétiolaires, membraneuses. Rameaux allongés le plus
souvent en coulants, à feuilles écartées, dont les bourgeons axillaires s'enracinent au contact du sol. Fleurs
terminales solitaires ou souvent réunies vers le haut

d'une hampe commune, en cymes alternes, pauciflores, et fréquemment unipares (1).

III. — Genre Potentilla (2)

Genre très voisin de *Fragaria* par son périanthe et son androcée, dans lequel Dickson (3) a étudié l'arrangement des étamines. Deux caractères distinguent *Potentilla* et *Fragaria* : L'insertion du style se fait un peu plus près du sommet de l'ovaire, d'où il résulte que l'ovule est plus nettement suspendu et plus complètement anatrope. De plus, le réceptacle ne devient pas aussi épais et aussi succulent que dans les fraises ; il demeure généralement sec et se couvre de poils. Espèces ligneuses et suffrutescentes ; ailleurs, les tiges et les rameaux sont grêles et s'étalent sur la terre en formant des coulants analogues aux fraisiers. Feuilles alternes imparipennées ou digitées. Fleurs solitaires disposées soit en cymes, soit en corymbes terminaux ou axillaires.

(1) Irm. (T.); in. *Bot. Zeit.*, VIII, 250. —Wydl., in. *Flora*, XXXIV, 364. — Gren., in. *Bull. Soc. bot. de Fr.* II, 349. — J. Gay, in. *Ann. sc. nat.* série 4, VIII, 185.

(2) T. *Inst.*, 245, t. 152. — L. *Gen.*, n° 634. — J. *Gen.*, 338, 453. — Gærtn. *Fruct.*, I, 350, t. 73. — Lamk. *Dict.*, II, 527 ; *Suppl.*, II, 667, *Ill.*, t. 442. — Nestl. *Mon. Potent.*, 1816. — Lehm. *Mon. Potent.*, 1820-35. — D. C. *Prodr.*, II, 571. — Spach. *Suit. à Buffon*, I, 469. — Endl. *Gen.*, n° 6363. — B, H. *Gen.*, 620, n° 48. — *Quinquefolium*. T. *Inst.*, 296, t. 153. — *Pentaphylloïdes*. T., *op. cit.*, 298. — *Fragariastrum*, Sehkur. *Enum. plant. Transylvan.*, 137, — Bootia Big.. *Fl bost.*, 351.

(3) A. Dickson. *Journal of Bot.*, IV, 1866, t. LII.

IV. — Genre Comarum (1).

Ce genre, dont la couleur des pétales est pourprée, ne diffère surtout de *Potentilla* que par son réceptacle fructifère, spongieux. Parmi les étamines, qui sont généralement au nombre de 20, les cinq plus grandes, opposisépales, se réfléchissent de telle façon que leur anthère devienne extrorse pendant l'époque de la fécondation. Les carpelles sont très nombreux.

Herbe rampante à feuilles alternes, imparipennées, à folioles découpées, accompagnées de deux stipules latérales, pétiolaires.

V. — Genre Sibbaldia (2)

Fleurs quelquefois polygames, dioïques. Étamines définies, 4, 5, 16 à filaments subulés. Ovaire à 4 ou plusieurs carpelles, sessiles, libres, contenant chacun 1 seul ovule pendu. Style latéral, stigmate simple. Akènes à style caduc, à graine renversée. Embryon exalbuminé à radicule supère.

(1) L. Gen., n° 638.—Endl. Gen., n° 6862. —L. Spec, 718.—*Potent. Comarum*, Scop. *Fl. Carniol*, ed. 2, v. I, 359. — *P. rubra*, Hall. F. *in Ser. mus. helv.*, I, 56. —*P. palustris*, Lehm, *Pot.*, 52.

(2) L. *Gen.*, n°,893. — J. *Gen.*, 337. — Gærtn. *Fruct.*, I, 348, t, 73. —D. C. *Prodr.*, II, 586. — Endl. *Gen.*, n° 6367. — Royle, *Illustr. himal*, t. 40, fig. 5. —Jacquem. *Voy. Bot.*, t. 67. — Walp., *Rep.*, II, 37; Ann., I, 269.

Herbes à tiges penchées, à feuilles alternes, entières ou inciso-dentées, cunéiformes.

Stipules linéaires ou lancéolées. Fleurs blanches ou jaunes disposées en corymbes.

VI. — Genre Dryas (1)

Fleurs hermaphrodites dont le calice et la corolle présentent 8-9 divisions. Étamines très nombreuses ; leur filet, infléchi dans le bouton, est inséré au bord d'un disque glanduleux et coloré dont le réceptacle est doublé. Carpelles très nombreux ; l'ovaire renferme un ovule incomplètement anatrope, de sorte que son hile est situé plus haut que son micropyle ; il ne possède qu'une enveloppe. Akènes sessiles surmontés d'un long style plumeux, à extrémité stigmatifère à peine renflée.

Sous-arbrisseaux dont la tige s'élève peu mais se couche sur le sol en se ramifiant et se chargeant de courts rameaux à feuilles alternes, simples, très polymorphes, accompagnées de deux stipules latérales pétiolaires.

Fleurs solitaires portées par un pédoncule dressé, terminal.

(1) L. *Gen.*, n° 637. — J. *Gen.*, 338. — Gærtn. *Fruct.*, I, 352, t. 74. — Lamk. *Dict.*, II, 326 ; *Suppl.*, II, 525 ; *Ill*, t. 443. — Nestl. *Pot.*, 16. — D. C. *Prodr.*, II, 549. — Spach. *Suit.* à *Buffon*, I, 477. — Endl. *Gen.*, n° 6389. — B.-H., *Gen.*, 618, n° 42. — *Chamædrys.* Clus. *Hist.*, II, 351, ex Adans, *Fam. des pl.*, II, 245.

VII. — Genre Geum (1)

Les *Geum* ont tout à fait la fleur des Potentilles; identité de forme du réceptacle, du calicule et du calice valvaire. La corolle, l'androcée, le disque et les parties extérieures du gynécée rappellent également, par leur organisation, celle des Potentilles. Mais l'ovaire de chaque carpelle renferme un ovule basilaire dressé, anatrope, à micropyle dirigé en dehors bien que regardant en bas. Lorsque ce dernier est encore réduit au nucelle, il est descendant et ne possède qu'une enveloppe. Fréquemment l'ovaire renferme deux ovules; mais un seul est fertile et bien développé. Très près du sommet de l'ovaire a lieu l'insertion d'un style coudé une ou deux fois avant de se terminer par une petite tête stigmatifère, glabre ou à peu près. Fruit multiple à nombreux akènes munis d'un style persistant et supportés par une colonne commune qui s'allonge plus ou moins et qui représente la portion supérieure de l'axe floral. Chaque akène renferme une graine dressée, à téguments membraneux qui recouvrent un embryon à radicule infère dépourvu d'albumen. Herbes vivaces qui végètent à la façon des Fraisiers et des Potentilles. Feuilles imparipennées ou pinnatisé-

(1) L. *Gen.*, n° 867. — Adans, *Fam. des Pl.*, II, 295. — J. *Gen.*, 338. — Gærtn. *Fruct*, I, 351, t. 74. — Lamk. *Dict.*, I, 398; Suppl., I. 615; *Ill.*, t. 443. — D. C. *Prodr.*, II, 550. — Spach. *Suit. à Buffon*, I, 474. — Endl., *Gen.*, n° 6386. — Payer. *Organogr.*, 501, t. C, fig. 1, 22. — B. H. *Gen.*, 618, n° 44. — *Caryophyllata*. T. *Inst.* 294, t. 151. — Mœnch, *Meth.*, 661.

quées vers la base des tiges, accompagnées de deux stipules latérales pétiolaires. Fleurs solitaires ou groupées en cymes souvent pauciflores sur une hampe commune.

VIII. — Genre Rubus (1)

Fleurs des *Fragaria* et des *Potentilla*, mais dépourvues de calicule. Fruits formés d'un nombre variable de drupes et non d'akènes, insérés sur la suface conique d'un réceptacle commun, moins charnu que celui des *Fragaria*. La portion élargie de ce réceptacle, sur laquelle s'insèrent le périanthe et l'androcée est peu profonde et doublée intérieurement d'une couche de tissu glanduleux. Carpelles ordinairement très nombreux, contenant chacun un ovule uniloculaire surmonté d'un style terminal ou à insertion voisine du sommet, dont l'extrémité stigmatifère est plus ou moins renflée. Il résulte de ce mode d'insertion du style que les ovules, attachés au même niveau que lui, sont nettement descendants et complètement anatropes avec micropyle tourné en dehors et en haut; ils n'ont qu'une enveloppe. Les deux ovules sont d'abord collatéraux et égaux, puis l'un d'eux se réduit à une masse cellulaire simulant un obturateur qui coiffe plus

(1) L. *Gen.*, n° 864. — Adans. *Fam. des Pl,*, II, 294. — J. *Gen.*, 388. — Gærtn. *Fruct*, I, 350, t. 73. — Lamk. *Dict.*, VI, 235; 'Suppl. IV, 693; *Ill.*, t, 441, fig. I. — D. C. *Prodr.*, II, 556. — Spach. *Suit.* à *Buffon*, I, 453. — Endl. *Gen.*, n° 6360. — Payer. *Organog.*, 503, t. CI, fig. I, 12. — B. H. *Gen.*, 616, n° 88. — *Cylactis*. Raf., in *Sillim-Journal* (1819), 377 (ex-Endl.)

ou moins l'exostome de l'ovule fertile. Les étamines sont en nombre indéfini. Sépales et pétales imbriqués dans le bouton, les premiers en préfloraison quinconciale ; mais ils cessent de se recouvrir de bonne heure pour paraître valvaires dans un certain nombre d'espèces.

Arbustes sarmenteux chez nous, chargés d'aiguillons, glabres, tomenteux, glanduleux, ou couverts d'une poussière cireuse blanchâtre. Ailleurs, ce sont de petites herbes vivaces, rampantes, traçantes. Feuilles souvent lobées ou composées à 3-5 folioles ou imparipennées avec nombre indéfini de folioles. Plus rarement elles sont simples. Toujours deux stipules pétiolaires. Fleurs solitaires ordinairement disposées en cymes axillaires ou terminales, souvent rapprochées vers l'extrémité des rameaux en grappes simples ou ramifiées en cymes.

CHAPITRE III

Affinités.

A côté des genres décrits dans le chapitre qui précède, les botanistes placent un certain nombre de genres de moindre importance représentés, le plus souvent, par un petit nombre d'espèces. Ces derniers, dont l'existence même est si discutée pour quelques-uns, établissent souvent le passage entre deux groupes voisins.

Et d'abord les Potentillées sont extrêmement voisines des *Fragaria* dont elles ne diffèrent que par la nature du réceptacle et l'insertion du style. Le contact se fait par *P. fragariastrum* et *F. indica*, l'union semble telle que certains auteurs ont proposé de supprimer la distinction des genres *Fragaria* et *Potentilla*.

Entre le réceptacle charnu des Fraises et le réceptacle sec des Potentilles vient se placer celui du *Comarum palustre* qui est spongieux. C'est pour cette raison que l'espèce ci-dessus a été rattachée aux *Potentilla* sous le nom de *P. Comarum*.

Aux Potentilles s'unissent également les *Trichothalamus* chez lesquels la surface du réceptacle est chargée de poils plus longs et plus nombreux que celle des premières.

L'androcée des Potentilles s'appauvrit dans *P. pentandra* (1) qui conduit au genres *Horkelia* (2) et *Ivesia* (3). Les premiers ont des carpelles aussi nombreux que les Potentilles, tandis que les seconds n'en comptent qu'un petit nombre comme chez *Sibbaldia.*

La diminution des carpelles se poursuit-elle jusqu'à n'être plus que deux, on arrive à l'*Ivesia santalinoïdes* (4) dont on a fait le genre *Stellariopsis.*

Le nombre des étamines tombe à cinq dans *Ivesia lycopodioïdes,* ce qui établit une analogie avec *Sibbaldia.* Ce dernier ne devrait pas être séparé de *Potentilla,* car il lui est réuni par les intermédiaires *P. pentandra* et *S. potentilloïdes.* Dans *S. potentilloïdes* et *S. purpurea,* les carpelles sont nombreux et les styles persistent. De même *Dryadanthe* (5), par ses fleurs polygames, qui ont l'organisation des *Sibbaldia,* est inséparable de ceux-ci.

Parmi les types à androcée amoindri indiqués plus haut, *Chamærhodos* (6) en diffère par la position des cinq étamines, qui sont ici oppositipétales au lieu d'être oppositisépales; mais il se rattache encore à *Potentilla* par l'ovule qui a la même conformité.

Le genre *Geum* est voisin de *Potentilla* par sa fleur, mais son ovule basilaire dressé l'en distingue. *Siever-*

---

(1) Benth. et Hook. *Gen.*, 621.

(2) Torr. et Gr. *Fl. N. Amer.*, I, 434. — Hook, in *Bot. Mag.* t. 2880. — Lindl. *In Bot. Reg.*, t. 1907. — B. H. *Gen.*, 621.

(3) A. Gray. In *Proceed. Amer. Acad.*, VI, 530 ; VII, 337.

(4) A. Gray. *Loc. cit.*, 531.

(5) Endl. *Gen.*, n° 6366.

(6) Endl. *Gen.*, n° 6365.

sia (1) n'est guère différencié que par son style rectiligne chargé de grands poils. De même *Coluria* (2) n'est qu'une Benoite dont les styles sont articulés à la base et caducs.

Waldsteinia (3) a le style de *Coluria*, mais ses carpelles sont peu nombreux : *W. Geoïdes* rappelle les *Geum* par son inflorescence, son calicule, sa fleur, son ovule. Mais par l'articulation de l'ovaire et du style, il se rapproche de *Coluria*. De plus, les pétales sont munis à leur base d'un nectaire glanduleux analogue à ceux des Renoncules.

Stylipus (4) est un *Geum* dont le calicule n'est plus indiqué que par cinq petites glandes.

Dryas se rattache à *Geum* par ses organes sexuels et son fruit, semblables à ceux de *Sieversia*. *Cowania* (5) et *Fallugia* (6) ont les akènes sessiles ainsi que le style plumeux des *Dryas* et *Sieversia* ; d'ailleurs ils ne se distinguent eux-mêmes que par des caractères d'une faible valeur. Sans la consistance de leur tige, ils seraient unis aux *Geum* avec lesquels *Dryas* servirait de passage, par son rhizôme épais et ses feuilles déjà plus petites et de formes plus simples.

(1) Endl. *Gen.*, n° 6384. — *Orogeum.* Ser., in D. C. *Prodr.*, II, 553.
(2) Endl. *Loc. cit.*, n° 6388. — *G. potentilloïdes*, Ait. Hort. Kew. éd. 1, V, 2,219. — *Dryas geoïdes.* Pall. It. III, 372, t. V. fig. 1. — B. H. *Gen.*, 619, n° 46.
(3) Endl. *Gen.*, n° 6382. — B. H. *Gen.*, 619, n° 45.
(4) Rafin. *Néogen.* (1825), 3, ex Torr. et Gr. N. Fl. N. Amer., I., 422.
(5) Endl. *Gen.*, n° 6387. — B. H. *Gen.*, n° 6387.
(6) *Sieversia paradoxa.* Don, in *Trans. Linn. Soc.*, XIV, 576, t. 22.

Chamæbatia (1) est un *Geum* ou un *Cowania* à gynécée unicarpellé, par sa fleur il est voisin de *Rubus*.

Purshia (2) par son fruit et son feuillage est voisin de *Cowania*, tandis que sa fleur le place à côté de *Chamæbatia*. Toutefois, son testa épais, noirâtre, brillant, presque spongieux, en dedans, le rapprocherait de certaines Spirées.

Cercocarpus (3) a également l'extérieur de *Cowania*, mais par son ovaire unicarpellé il est voisin de *Chamæbatia* et *Purshia*.

Coleogyne (4) présente, dans l'organisation de son gynécée et la direction de son ovule, les caractères des Potentilles. Le gynécée est le même que chez *Purshia*, mais le disque, par son prolongement, rappelle *Rhodotypos*.

Adenostoma (5) est très voisin de *Purshia* et *Coleogyne* par l'ensemble de ses principaux caractères. Il a été cependant rapporté aux Spirées vers lesquelles tendent les Dryadées avec *Purshia* et *Coleogyne*.

Les *Rubus* ont les fleurs de *Fragaria* et *Potentilla*, mais l'absence de calicule et la nature des fruits (drupes) en font un groupe bien distinct. Ils ont aussi de grandes

(1) B. H. *Gen.*, 617, n° 39.
(2) Endl. *Gen.*, n° 6380. — B. H. *Gen.*, 617, n° 37. — *Tigarea* Pursh. *Fl. N. Amer.*, I, 333, t. 15. (nec Aubl.). — *Kunzia* Spreng. *Syst. vég.*, II, 475 (nec Reich).
(3) H. B. K. *Nov. gen. et spec.*, VI, 183, t. 559. — *Bertolonia* Sess. et Moc. ex D. C. (nec Spreng; nec Radd).
(4) B. H. *Gen.*, 617, n° 38.
(5) Endl. *Gen.*, n° 6371. — B. H. *Gen.*, 614, n° 26 (nec Bl.).

affinités avec les *Rosa* dont ils partagent l'organisation florale ; la différence porte sur la nature du réceptacle. Si les feuilles sont généralement distinctes dans l'un et l'autre genre on trouve un terme de passage dans *R. rosæfolius*. Ces affinités avaient été reconnues depuis longtemps. Ainsi Linné (1) fait immédiatement suivre le genre *Rosa* du genre *Rubus*. Pareille proximité est encore attestée par Adanson (2). Au contraire, B⁴ de Jussieu (3) sépare *Rosa* et *Rubus* par la tribu des Dryadées (in A. L. J. *Gen. plant.*). Brongniart (4), reconnaît l'étroite parenté signalée par Linné.

Enfin près des *Rubus* viennent les *Dalibarda* (5) qui n'en diffèrent que par le peu d'épaisseur de la portion charnue de leur péricarpe.

(1) L. *Genera.* — L. *Ordines naturales.*
(2) *Familles,* t. II, p. 254.
(3) *Jardin de Trianon,* 1759.
(4) *Énum. des genres de pl.*, p. 126.
(5) L. *Spec.* éd. I, 431. — Michx. *Fl. bor. aur.*, I, 299, t. 27. — D. C. *Prodr.*, II, 568. — Endl. *Gen.*, n° 6359.

CHAPITRE IV

Distribution géographique.

Les espèces de la tribu des Dryadées sont répandues sur toute la surface du globe ou sur une très grande étendue.

Les *Fragaria*, dont on a décrit de nombreuses espèces, habitent les régions tempérées et alpines de tout l'hémisphère boréal, les montagnes des îles Mascareignes et de l'Amérique australe. Toutefois, la plupart ne sont que des variétés et le nombre des espèces véritables ne dépasse probablement pas une demi-douzaine.

Dans les parties les plus chaudes de l'Amérique du Nord, on voit des plantes de l'ancien continent se mêler à la végétation indigène et la déplacer peu à peu. C'est ainsi que *F. indica* (1) (*Potent. Durandii.* Torr. Gray), plante de l'Inde anglaise s'est établie dans les rues de Savannah et s'y est si bien naturalisée que les botanistes américains l'ont crue indigène et lui ont appliqué un nouveau nom.

Duchesnea (2) est une espèce de *F. indica* à fleurs jaunes.

(1) Hooker. Flore de l'Amérique du Nord.
(2) Smith. In *Trans. Linn. Soc.*, X., 372. Walp. *Ann.*, IV, 663.

Les *Potentilla* (1) habitent surtout les régions tempérées et froides de toute la terre. Elles sont très rares au
delà du Capricorne; enfin, on en connaît seulement deux
espèces dans l'hémisphère sud (*P. anserina et P. supina*).
Bentham et Hooker en comptent 120 espèces dont les
variétés ont été portées jusqu'à 220.

On ne trouve qu'une seule espèce de *Comarum* (2) dans
les endroits marécageux d'une grande partie de l'Europe.

Les *Sibbaldia* (3) sont de petites herbes de l'Europe
et de l'Asie moyennes, ainsi que de l'Amérique arc-
tique.

On ne connaît que deux espèces de *Dryas* (4) habitant
les régions tempérées alpines et arctiques de l'hémisphère boréal.

Les *Geum* (5) se trouvent dans les régions tempérées
et froides de toutes les parties du monde ; toutefois elles
sont plus abondantes dans l'hémisphère boréal que dans
l'hémisphère austral. On en compte environ trente-cinq
espèces.

(1) Lehm, *Revis. Potent.* cum. 64, *in Nov. Act. Acad. Cæs.* XXII.
Suppl. Ledeb. Ic. *Fl. Ross. Bot. Mag. Bot. Reg.*
Hook. *Fl. Bor. Am.*, 63. — Wight. *Ic. Royale*, Ill. 40. — Jacquem.
Voy. Bot., 61. — Big. *Fl. Bost.*, 351.

(2) Torr et Gr. *Fl. N. Am.*, I., 447. — L. *Gen.*, n° 638. Gærtn.
Fruct., I., 349.

(3) Bung. In Ledeb. *Fl. alt.*, I., 428. — Ledeb, *Icon. fl. ross.*, t. 276.

(4) Bot. Mag., t. 2972. — Hook. *Exot. Flor.*, t. 220. — G. Bonnier.
Fl. alp. d'Europe.

(5) Gren. et Godr, *Fl. de Fr.*, I, 519. Boiss. *Voy. Esp.*, t. 58. — Torr.
et Gr. *Fl. N. Amer.*, I, 420. Chapm. *Fl. S. Unit. States*, 123. — C. Gay,
Fl. chil., II, 276. — Hook. F. *Fl. antarct.*, II, 262 ; *Handb. of. N.
Zeal. Fl.*, 55. — Benth. *Fl. austral.*, II, 427. — Harv. *Thes. Cap.*, t. 18.

Quant aux genres secondaires qui se rattachent aux Potentillées, ce sont pour la plupart des espèces exotiques.

Purshia (1) ne forme qu'une seule espèce connue qui croît sur les Montagnes Rocheuses, dans l'Amérique du Nord.

On trouve en Californie : une seule espèce de Coleogyne (2); une espèce de Chamæbatia (3); six espèces d'Horkelia (4); quatre ou cinq espèces d'Ivesia (5).

De même, on rencontre en Californie et au Mexique cinq ou six espèces de Cercocarpus (6) et trois espèces de Cowania (7).

Fallugia (8) comporte une espèce méxicaine. Stylipus (9) forme une espèce de l'Amérique du Nord; Chamærhodos (10) en réunit quatre ou cinq dans l'Amérique septentrionale et moyenne.

Il existe quatre espèces de Waldsteinia (11) dans l'Europe centrale et orientale, dans l'Asie septentrionale et l'Amérique tempérée orientale.

(1) Pursh. Fl. N.Amer., I, 333, t. 15 (nec Aubl.). — Hook. Fl. Bor. Am., I, 170, t. 58. — Torr. et Gr. Fl. N. Amer., I, 428.

(2) Torr. Plant. Fremont, 8, t. IV. — B.H. Gen., 617, n° 38.

(3) Benth. Plant. Hartweg., 308. — Torr. Pl. Fremont, t. VI.

(4) Cham. et Schltl. In Linnæa, II, 26.

(5) Torr. ap. Wippl., II, t. 4.

(6) Walp., Rep. II, 45. — Hook. Ic.Pl., t. 322. — Sargent. Forêts du Nevada Central. An. s. nat., IX, 6e s.

(7) Walp. Rep., V, 657. — Engelm. In Bot. Wislih. Exped. 30, in not. (Greggia est C. purpurea).

(8) Sweet, In Brit. fl. Gard., sér. 2, VII, t. 400.

(9) Rafin, Neogen. (1825), 3, ex Torr. et Gr. Fl. N. Amer., I, 422

(10) Bge. In Ledeb. Fl.alt., I, 429. — Torr. et Gr. Fl. bor. amer., I, 433.

(11) Waldst. et Kil. Plant. hungar. rer., t. 77.

Coluria (1) est un genre représenté par une espèce sibérienne.

Sieversia (2) qui forme une section des Geum compte environ quatorze espèces.

Dryadanthe (3) est une espèce des montagnes de l'Altaï et de l'Himalaya.

Les *Rubus* sont extrêmement répandus; ils se rencontrent dans les régions chaudes et tempérées des cinq parties du monde.

O. Focke (4) insiste sur la diversité des caractères que présentent les *Rubus* européens et les *Rubus* de l'Asie orientale. Il fait remarquer la prédominance des formes européennes sur le côté atlantique du nouveau monde et des formes asiatiques sur le côté pacifique. De ce fait et de la présence au Mexique et au Pérou des formes du Sud de la Chine et du nord de l'Inde, il suppose qu'à certaines époques l'Amérique du Nord a été fendue par une large bande de mer réunissant la baie d'Hudson au golfe du Mexique, tandis que l'Asie était réunie à l'Amérique du Nord par un prolongement continental.

L'habitat de *R. articus* (5) a été l'objet d'une étude spéciale.

Le genre *Rubus* témoigne, dit Decaisne (6), de l'anar-

(1) R. Br. in Parr. *First Voy. App.*, 276. not.

(2) W. in Berl. Mag., V, 398. — R. Br. *Loc. cit.*

(3) Endl. *Gen.*, n° 6366.

(4) O. Focke (Bot. Jahrb., 1880). *Sur les séries naturelles et la distr. géog. du g. Rubus.*

(5) Ch. Flahault. *Modifications des Végétaux.* (Ann. sc. nat., IX, 6e série, 205).

(6) *Lettre de Decaisne à l'abbé Chaboisseau*, 1860.

chie dans laquelle sont tombés les botanistes descripteurs et prouve combien il importe de s'entendre sur ce qu'on doit considérer comme caractères spécifiques. C'est en expérimentant par la culture, et en procédant par la voie des semis qu'on obtiendra ces caractères.

Les monographies sont des plus nombreuses, à ce point que l'expression d'Endlicher relative aux Saules : « Botanicorum crux et scandalum » est applicable ici. Ainsi les nombres d'espèces sont, successivement : De Candolle (1), 7 ; Grenier et Godron, 22 ; Bareau (2), 54 ; Mueller (3) 237.

Au contraire, Bentham réduit ce genre à 5 espèces pour la Grande-Bretagne.

On est arrivé à décrire un demi-milier d'espèces ; la plupart sont contestées et considérées comme des formes ou des variétés.

Ces restrictions faites, on arrive à admettre une centaine de véritables espèces (4).

(1) D. C. *Fl. fr.*
(2) Bareau. *Fl. du centre.*
(3) Mueller (de Wissembourg).
(4) Thunb. *De Rubo.*, 1813 — Rudb, *Rub. hum*, 1716. — Paull. *De Chamæm norp.*, 1676. — Camer. *De Rub.*, id., 1721. — Schulz. *De Rub.*, id., 1744. — Arrhen. *Mon. Rub. Suec.*, 1840. — Nees et Weihe. *Rub. german.*, 1820. — Waldst. et Kitaib. *Pl. hungar. rer.*, t. 141, 268. — Gren. *Mom. des Rubus des envir. de Nancy*, 1843. — Gren et Godr. *Fl. de Fr.*, I, 586. — Chabois. *In Bull. Soc. bot. de Fr.*, VII, 265 ; *De l'étude spécifique du genre Rubus*, 1863. — Babingt. *Syn. of. brit. Rub.*, 1841. — Jacq. *Voy.*, t. 59, 60. — H. B. K. *Nov. gen. et spec.*, VI, 172, t. 557-558. — Torr. et Gr. *Fl. N. Amer.*, I, 449. — A Gray. *Man. of. Bot.*, 120. — Chapm. *Fl. S. Unit. States*, 124. — Torr. et Gr, ap. Wippl., 164. — Wedd. Chlor., and, II, 231. — C. Gay. *Fl.*

Les *Dalibarda* (1) voisins des Ronces, habitent l'Amérique et l'Asie.

chil., II, 307. — Hook. F. *Fl. antarct*, II, p. 263; *Handb. of the N.-Zeal.* Fl. 54. — Seem, Herald., 282, 376. — Benth. *Fl. austral*, II, 429; *Fl. hongk*, 104. — Roxb, *Fl. ind.*, II, 516. — Miq, *Fl. ind.* — bat. I, p. 373; *Mus. Lugd. Bat.*, III, 34. — Wight. *Icon.*, t. 225, 231, 232. — Thwait, *Enum. pl. Zeyl.* 101. — Harv. et Soud. *Fl. cap.*, II, 286. — Hook. *Icon.*, t. 46, 349, 729, 730, 741, 742. — Lindl. *In. Bot. Reg.*, t. 1368, 1424, 1607. — Walp. *Rep.*, II, 13, 912; V, 649; *Ann.*, I, 972; II, 467; III, 855; IV, 657. — Bastard (1863). — Irmisch. *Bot. Zeit.*, 1863. — Du Mortier. *Mon.* (1864). — O. Kuntze. *Crit. des R. de la fl. d'All.*, 1867. — O. Focke. *R. d'All.* (1868); *Mém. de Rubologie* (1874). — Babington (1869). — Genevier. *R. du bass. de la Loire* (1869). — Gremli. *R. de la Suisse*, 1873. — Franchet. *Pl. du Turkestan*). — Braun. *Herbarum Ruborum*.

(1) Mich. *Fl. Bor. Am.*, t. 27. — D. C. *Prod.*, II, 566.

DEUXIÈME PARTIE

ÉTUDE ANATOMIQUE DES DRYADÉES

CHAPITRE PREMIER

Historique.

Le tribu des Dryadées a été l'objet de nombreux travaux dont je résumerai les principaux.

En étudiant *R. idæus*, P. Rauwenhoff (1) reconnait que le liège prend naissance immédiatement contre les faisceaux libériens.

A. Gris (2) distingue trois sortes d'éléments dans la moelle des plantes ligneuses : 1° des cellules actives produisant des matières de réserve, granuleuses ; 2° des cellules inertes qui contiennent fréquemment du gaz ; 3° des cellules cristalligènes à contenu cristallin. Comme conséquence il divise la moelle en moelle homogène (cellules

---

(1) P. Rauwenhoff. *Ann. sc. nat.*, 5ᵉ s., XII, 347.
(2) A. Gris. *Sur la moelle des plantes ligneuses. Ann. sc. nat.*, 5ᵉ s., XIV, 26.

actives et cellules cristallines), moelle hétérogène (cellules actives et cellules inertes), moelle inerte (cellules
inertes.)

Avec Capus (1) nous étudions l'anatomie de la fleur de
R. odoratus. Chaque bord carpellaire est ici le siège d'un
centre de formation du tissu conducteur. A l'entrée, dans
le style, les deux centres, qui ont acquis chacun la forme
d'un demi-cercle en coupe transversale, se rapprochent
et se soudent par leur épiderme en un tissu plein, cylindrique, situé excentriquement à la base du style. Plus
haut, ce tissu gagne le centre du style en formant un cylindre volumineux entouré d'un parenchyme fondamen-
tal rempli d'oxalate de chaux.

Un peu plus tard (2), nous trouvons une description
des nectaires chez les genres *Rubus, Fragaria, Potentilla*
et les autres Rosacées. Puis un travail de M. Vesque (3)
sur le sac embryonnaire de *P. reptans*.

Passant aux productions épidermiques, Surckow (4)
étudie principalement les aiguillons des *Rubus* que
M. Baillon (5) considère comme « formés par l'hyper-
trophie de la couche du liège, saillante comme dans un
grand nombre de lenticelles, mais dont le développement s'est opéré sans produire une solution de continuité

(1) Capus. *Anatomie du tissu conducteur. Ann. sc. nat.*, 6ᵉ s.,
VII, 250.

(2) *Ann. sc. nat.*, 6ᵉ s., VIII, 113.

(3) Vesque. *Sur le sac embryonnaire. Ann. sc. nat.*, 6ᵉ s.,
VIII, 341.

(4) S. Surckow. *Sur les aiguillons des plantes et leur relation
avec les poils et les épines.* Breslau, 1873.

(5) Baillon. *Hist. des plantes.*

de l'épiderme. De telle sorte que celui-ci, soulevé autour
de l'aiguillon, l'enveloppe d'une couche amincie sur toute
sa surface convexe ». Pour M. Van Tieghem (1) les
aiguillons des Ronces proviennent de poils massifs qui
ont durci leurs cellules.

Les glandes des *Rubus* ont été décrites, en même temps
que celles de *Rosa* et de *Drosera*, par M. J. Chatin (2) qui
ne partage par l'opinion de M. Martinet. Ce dernier
auteur pense que le tissu de ces glandes serait formé par
des éléments épidermiques « ayant subi une dégénérescence adénoïde ».

L. Olivier (3) étudie l'appareil tégumentaire des
racines chez les Rosacées ; il démontre que la membrane
périphérique est, dès le début de la formation du bois et
du liber secondaires, le siège d'un cloisonnement tangentiel successif.

Les cellules ainsi formées constituent un parenchyme
très régulier qui se développe toujours dans le sens cen-
trifuge.

Viennent ensuite une série de mémoires de M. Costantin. Il fait d'abord l'étude anatomique de l'enracinement d'une branche de *Ronce* (4). Il constate la production de deux zones génératrices dans la branche plongée
sous terre : l'une cambiale, dont l'activité est très intense
à l'intérieur comme à l'extérieur ; l'autre, située exté-

(1) Van Tieghem. *Traité de Bot.,* 640.
(2) J. Chatin. *Thèse d'agrég.*, 1874.
(3) L. Olivier. *Appareil tégumentaire des racines. Ann. sc. nat.*,
1881, XI, 93.
(4) Costantin. *Bull. Soc. bot.,* 1882, p. 79.

C.   5.

rieurement et dont le développement se produit exclusive-
ment en dehors. Il trouve en outre comme produits
emmagasinés, quantité d'amidon dans la partie enterrée,
tandis qu'il n'en trouve pas dans la partie aérienne qui
renferme du tannin et du glucose en plus grande abondance.

Plus tard, M. Costantin étudie de nouveau l'enracinement de la Ronce et il compare le tubercule développé à
la tige maintenue sous terre (1). Dans la première partie
de ce travail, il donne les caractères différentiels de la
partie souterraine, savoir :

1° Plus grand développement du parenchyme cortical;
2° exfoliation de l'écorce accélérée par la grande activité de l'assise subéreuse ; 3° réduction considérable des
fibres libériennes ; 4° grand développement du liber mou
et des faisceaux du bois ; 5° lignification plus intense de
la moelle. Dans la seconde partie, il résume ainsi les
caractères différentiels de la partie maintenue dans le
sol et du tubercule : 1° réduction des faisceaux libéro-
ro-ligneux; 2° absence de toute lignification dans la
moelle.

Mer (2), dans son étude sur l'enracinement de la
Ronce, recherche également le mécanisme et la cause de
la pénétration dans le sol de l'extrémité des tiges.

Dans un autre mémoire, M. Costantin (3) compare
d'abord les tiges aériennes et maintenues sous le sol.
Pour ces dernières, il en résulte : 1° que l'épiderme se

(1) Costantin. Ann. sc. nat., 1883, XVI.
(2) Mer. Bull. Soc. bot., fév. 1884.
(3) J. Costantin. Ann. sc. nat., 1883, 6ᵉ s., XVI, p. 4, 175.

subérifie; 2° qu'une couche subéreuse peut naître vers la périphérie; 3° que le parenchyme cortical augmente; 4° que le collenchyme disparaît; 5° que les plissements de l'endoderme sont plus longtemps visibles; 5° que les fibres libériennes sont peu développées ou manquent; 7° que la couche génératrice libéro-ligneuse est moins active; 8° que les faisceaux du bois sont moins développés et que la lignification ne se produit que difficilement; 9° que le rapport de la moelle à l'écorce est plus faible que dans la tige aérienne; 10° qu'il peut se former de l'amidon.

Puis, comparant ensuite les tiges aériennes et souterraines naturelles, il examine le groupe des *Rosinées*. Il constate : 1° le développement d'une assise subéreuse dans l'endoderme chez *Fragaria, Rubus, G. urbanum* et *P. verna*:

2° L'existence d'un anneau de soutien dans les tiges aériennes, anneau qui disparaît dans les rhizômes (*Geum urbanum*).

3° Il annonce que la couche génératrice libéro-ligneuse prend un grand accroissement dans les rhizômes et que le liber mou, peu développé dans les tiges aériennes (*G. urbanum, G. montanum*), l'est au contraire beaucoup dans les rhizômes. Chez *F. vesca* et *P. verna*, ce développement est encore manifeste, quoique moindre des précédents.

4° De même il fait la remarque que les faisceaux du bois offrent souvent une très grande irrégularité de lignification dans les rhizômes (*G. urbanum, F. vesca*), et que ceux-ci présentent en général, de très grands rayons médullaires non lignifiés entre les faisceaux.

5° En outre, le parenchyme cortical se développe beau-

coup dans les tiges souterraines, mais le rapport de la
moelle à l'écorce est plus petit que pour les tiges aériennes ;

6° Enfin, l'amidon existé dans les rhizômes.

La comparaison des rhizômes et des tiges a été faite
aussi par Vaupell.

Dans un autre mémoire sur la structure de la tige des
plantes aquatiques (1), M. Costantin étudie le *Comarum palustre*.

Il trouve que dans la région aquatique de la tige comparée à la région aérienne, le collenchyme diminue
d'importance et que les plissements de l'endoderme
deviennent plus marqués. Il ajoute, que dans la région
souterraine de la tige comparée à la région aquatique,
les fibres et le collenchyme disparaissent presque complètement, tandis que l'écorce se subérifie et que l'endoderme se différencie encore davantage.

Il recherche également l'influence du milieu sur la
structure des racines (2).

Je crois utile de rappeler ici le travail de M. Van
Tieghem (3) à propos de la détermination de l'angle
formé par une radicelle avec le faisceau du bois le plus
voisin. Cet angle (déviation), que l'on observe dans les
racines binaires, varie avec les genres, les espèces et
même les individus d'une même espèce : on comprend
donc toute son importance.

(1) Costantin. *Ann. sc. nát.*, 1884, 6ᵉ s., XIX, 287.

(2) Costantin. *Ann. sc. nat.*, 1885, 7ᵉ s., 135-182.

(3) *Recherches sur la disposition des radicelles et des bourgeons
dans les racines des Phanérogames*. *Ann. sc. nat.*, 1887, 7ᵉ s.,
V, p. 130.

Enfin, M. Van Tieghem étudie le réseau sus-endodermique de la racine des *Rosacées* (1).

Ce réseau, de même que celui des *Conifères* et des
Caprifoliacées, a ses mailles vides, ce qui le fait distinguer de celui des *Crucifères* qui possède des mailles réticulées.

Il a été observé dans les *Rubées* (*Rubus*), dans quelques *Potentillées* (*Dryas, Sieversia*). Au contraire, il
manque dans le plus grand nombre des *Potentillées*
(*Fragaria, Potentilla, Sibbaldia, Comarum, Waldsteinia,
Geum*). Pourtant, il existe des traces de réseau, consis-
tant en quelques cellules sus-endodermiques éparses,
munies de bandes épaissies, dans la racine du *Sibbaldia
cuneata* et dans celle du *Waldsteinia geoïdes*, tandis que
la racine du *Sibbaldia parviflora* et celle du *Waldsteinia
trifoliata* en sont totalement dépourvues.

Parmi les *Potentillées*, les *Sieversias* qui ont un réseau,
se distinguent par là des *Benoites*, qui n'en ont pas et
auxquelles Bentham et Hooker les réunissent.

Chez *Dryas* les bandes d'épaississement sont reculées
en dehors de manière à occuper les angles externes des
cellules. Il peut exister deux cadres parallèles s'écartant
l'un de l'autre de manière à occuper l'un les angles externes, l'autre les angles internes des cellules (*Rubus*).

Les *Rubées*, par leur réseau sus-endodermique, se rapprochent des *Pyrées*, des *Spiréacées*, des *Prunées* et des
Rosées qui en sont également pourvues.

(1) Van Tieghem. *Sur le réseau sus-endodermique de la racine
des Rosacées.* Bull. Soc. bot., mai 1887, p. 221.

CHAPITRE II

Genre Fragaria.

J'étudie comparativement :

F. vesca.
F. chilensis.

I. — F. VESCA

1° — Racine.

Dans le jeune âge, le massif central est très réduit ;
l'écorce renferme, outre l'amidon, quelques cristaux d'o-
xalate de chaux. Plus tard, l'écorce primaire est complètement exfoliée. Le liber dessine un anneau continu. Le
bois est très développé : des vaisseaux relativement peu
nombreux sont rangés sans trop de régularité ; les rayons
médullaires sont rares. La moelle a peu d'extension, elle
présente des cellules sclérifiées au milieu desquelles on
distingue l'ouverture de grands vaisseaux. Les faisceaux
primaires se montrent à la périphérie.

2° — **Rhizôme** (Pl. 1, fig. 1-2).

On trouve dans le jeune rhizôme un suber (*s.*) périphérique en voie de destruction, au-dessous duquel s'étend
un parenchyme cortical (*p. cor.*), dans lequel se trouve
une grande quantité de mâcles d'oxalate de chaux de
faible masse. L'endoderme termine cette portion corticale qui n'atteint jamais un grand volume. Le péricycle
ne tarde pas à devenir le siège d'une formation subéreuse,
dans laquelle on trouve également de nombreux cristaux
d'oxalate de chaux. Cette formation subéreuse déter-
mine, chez le rhizôme plus âgé, l'exfoliation rapide de
toute la portion corticale susjacente.

Le cylindre central présente (fig. 1) 4 grands faisceaux
libéro-ligneux dont une portion est dessinée (Pl. 1, fig. 2).
Ces faisceaux, d'origine primaire, comprennent un liber
(*l.*) à petites cellules traversées par des rayons médullaires
(*r. m.*) et une portion cambiale (*c. b.*). Le bois est formé
alternativement par du parenchyme ligneux et des fibres
de faible diamètre dont l'épaississement est considérable.

Les faisceaux sont séparés par de très larges rayons
médullaires.

La moelle (*m.*) rougeâtre est très volumineuse; elle
est formée de grandes cellules dont les parois sont ponctuées dans le vieil âge. On y trouve des cristaux
d'oxalate de chaux (*ox.*) de volume considérable ainsi
qu'une grande quantité de matière colorante rouge. Ce
rhizôme est astringent; tous ces tissus contiennent un
tannin qui est décelé par les sels de fer.

3° — Tige rampante.

Les cellules épidermiques sont allongées radialement; leur cuticule a une épaisseur moyenne. Quelques poils unicellulaires coniques, à parois épaisses, sont insérés à hauteur même de l'épiderme ou sur des éminences. On voit, en outre, de nombreux poils glandulaires, comme chez Geum et Potentilla.

Le collenchyme est circulaire, chlorophyllien, formé de deux à trois rangs de petites cellules oblongues, épaissies tangentiellement.

Le parenchyme cortical comprend huit rangées de grandes cellules arrondies, à parois épaisses. Sa région moyenne est la plus développée; sa zone extérieure est chlorophyllienne. Il renferme quelques mâcles.

L'endoderme, à éléments rectangulaires et petits, n'est pas phellogène. Le péricycle, qui présente rarement plusieurs rangs de cellules, est mou, rendu hétérogène par des rayons médullaires qui prennent un assez grand développement. Ces derniers divisent également le liber.

Le bois secondaire est peu lignifié; les vaisseaux sont en files radiales peu serrées, séparées chacune par des rayons secondaires à larges cellules.

Les faisceaux primaires ont de nombreuses trachées bordées intérieurement par un parenchyme ligneux plus marqué qu'en face des faisceaux secondaires.

La moelle offre une section triangulaire, ses cellules,

arrondies, ont un diamètre croissant à mesure que l'on approche du centre.

La portion moyenne contient quelques mâcles.

4° — Feuille.

Le petiole a la forme d'un fer à cheval avec un grand faisceau médian et deux ou plusieurs faisceaux latéraux suivant la hauteur à laquelle la coupe a été pratiquée. Son épiderme porte quelques poils unicellulaires et de nombreuses glandes pluricellulaires unisériées.

Le collenchyme, marqué surtout aux angles, est formé de trois rangs au moins de cellules.

Dans les portions âgées du pétiole, les faisceaux ont leur péricycle fibreux, presque continu.

Les vaisseaux du bois sont en lignes radiales; un parenchyme ligneux à parois minces dessine une bordure interne. Le tissu conjonctif, dont les éléments sont à minces parois, renferme de nombreuses mâcles.

Quant au limbe, le péricycle des nervures n'est pas fibreux. L'épiderme supérieur, à grandes cellules polygonales et à parois ponctuées, possède quelques poils unicellulaires.

L'épiderme inférieur a des cellules sinueuses, moins grandes que les précédentes; il porte des glandes outre les poils unicellulaires.

Les stomates, localisés à la face inférieure, sont arrondis et situés profondément. Le parenchyme est bifacial, hétérogène, asymétrique; il a deux rangs de cellules en palissade à la face supérieure et un tissu lacuneux à la face inférieure.

Il renferme de nombreux cristaux d'oxalate de chaux qui affectent surtout la forme rhomboédrique et qui suivent principalement les nervures.

F. Chilensis

1° — Racine.

Elle se distingue surtout de celle de l'espèce précédente par la disposition radiale de sa zone ligneuse et par le nombre plus considérable de ses vaisseaux que séparent des fibres épaisses.

2° — Rhizôme.

Je trouve les bandes ligneuses de *F. vesca*, mais les faisceaux en îlots ne s'observent plus. Le bois diffère dans son ensemble : les vaisseaux sont nombreux et, à la lignification irrégulière de *F. vesca*, fait place ici une lignification homogène. Les petits rayons médullaires sont très nombreux, tandis que les grands semblent manquer. Plus de bordure interne aux faisceaux, mais la moelle est plus riche en mâcles.

3° — Tige rampante.

Épiderme à cellules courtes, dont les productions sont moins nombreuses et les poils glandulaires rares. Plusieurs rangs de cellules au péricycle qui est fibreux et en anneau continu. Liber non divisé par les rayons médullaires. Les fibres radiales des vaisseaux sont serrées et les rayons secondaires ont des cellules étroites.

4° — Feuille.

Le pétiole n'a que de rares glandes pluricellulaires; mais le collenchyme est plus développé. Dans le limbe l'épiderme supérieur a fort peu de poils unicellulaires.

III

De ce qui précède, je relève les caractères ci-dessous :

Racine a disposition irrégulière. Rhizôme dont le bois a une lignification irrégulière et est pourvu de larges rayons médullaires.

Tige portant de nombreux poils glandulaires à péricycle mou disposé en anneau hétérogène et à liber divisé............................... F. VESCA.

Racine à disposition radiale. Rhizôme dont le bois a une lignification homogène et est pourvu de rayons médullaires étroits. Tige portant de rares poils glandulaires, à péricycle fibreux disposé en anneau continu et à liber non divisé.................... F. CHILENSIS.

CHAPITRE III

Genre Potentilla (Pl. 2).

Au genre *Potentilla* appartiennent des espèces très différentes de port. Pour faciliter l'étude, je considérerai deux types, l'un à tige dressée et l'autre à rhizôme et tige aérienne traçante.

Je comparerai de la sorte les espèces suivantes :

1er type............ { *P. recta.*
{ *P. pensylvanica.*

2e type............ { *P. anserina.*
{ *P. reptans.*
{ *P. tormentilla.*

Suivons avec détails une espèce dans chaque groupe.

A. — Type à tige dressée.

I. — P. RECTA.

1° — Racine.

Le péricycle, en voie de division, exfolie l'écorce primaire. L'écorce secondaire a des éléments collenchymateux dont la paroi augmente d'épaisseur du centre à la

périphérie; elle contient des cristaux octaédriques d'oxalate de chaux dans sa région moyenne. Le liber, en
anneau concentrique est très réduit. Le cylindre central
épais comprend une masse ligneuse formée de nombreuses fibres avec grands vaisseaux dispersés. Vers le cambium, on voit des portions non lignifiées qui contiennent
quantité de cristaux octaédriques. La moelle est nulle;
on n'observe pas de grands rayons médullaires dans le
tissu conjonctif.

2° — Tige (Fig. 11).

L'épiderme (*ep.*) est formé de cellules courtes à cuticule
moyenne, sans ornements. Les rameaux sont villeux; ils
possèdent des poils coniques à parois épaisses, insérés à
hauteur même de l'épiderme. Le collenchyme (*col.*) est
circulaire, composé de deux à trois rangs de cellules
arrondies, à épaississement localisé sur les faces tangentielles; il proémine au-dessous des saillies épidermiques.
Le parenchyme cortical (*p. cor.*) a une zone extérieure
chlorophyllienne, à deux rangs de petites cellules arrondies et une zone intérieure incolore comprenant trois ou
quatre assises de cellules allongées, avec méats; cette
zone renferme des mâcles. Entre les grands éléments de
ce parenchyme se trouve un réseau de petites cellules
tassées et aplaties probablement à la suite de l'extension
du cylindre central. L'endoderme (*end.*) est constitué par
de petites cellules rectangulaires qui commencent à li-
gnifier leurs parois. Le péricycle (*p. r.*) possède plusieurs
assises cellulaires : il suit la périphérie du massif libéro-

ligneux et s'incurve en face des rayons médullaires de
façon à former une série d'arcs au-dessus des faisceaux
libériens. Il est fibreux, ses éléments sont épais en face
des faisceaux et ils le sont moins vis-à-vis des rayons
médullaires et contre le liber.

Le cambium (*cb.*) donne naissance à un massif libéro-
ligneux presque continu. Le liber (*l.*) est dépourvu de
cellules cristalligènes ; dans les faisceaux primaires, il est
divisé en plusieurs segments par le prolongement des
rayons médullaires (*r. m.*). Les cellules de ces rayons,
qui avaient une disposition radiale dans la partie ligneuse,
s'accroissent et restent lignifiées dans la zone libérienne.

Le massif libéro-ligneux est relativement mince ; dans
le bois secondaire, les vaisseaux dominent ; ils ont surtout la disposition radiale dans les faisceaux primaires.
Les trachées sont entourées par du parenchyme ligneux
à parois minces, peu abondant. Au delà, les rayons médullaires émettent un tissu formé d'abord de petites cellules polygonales qui vont grandissant, en même temps
qu'elles s'amincissent en pénétrant dans la moelle (*m.*).
Celle-ci, assez développée, est formée de cellules cylindriques, ponctuées, à parois minces ; leur diamètre augmente de la périphérie au centre ; elles renferment
quelques mâcles.

Le tannin imprègne la zone externe du parenchyme
cortical, l'endoderme, le péricycle, le bois, les rayons
médullaires et les cellules de bordure des faisceaux ; mais
il est surtout localisé dans le liber.

3° — Feuille.

La feuille composée des *Potentilla* présente un pétiole en fer à cheval. Ce pétiole comprend généralement trois faisceaux dont un grand médian et deux faisceaux latéraux. Ceux-ci ont, dans les pétiolules, une disposition quelquefois asymétrique ; de plus, leur nombre peut augmenter, comme on le remarque dans la portion du pétiole qui confine à la tige. L'épiderme est revêtu de nombreuses productions épidermiques (poils unicellulaires et glandes pédicellées). Au-dessous de l'épiderme existe un collenchyme périphérique développé surtout aux angles et au-dessus du faisceau médian. Le tissu conjonctif, dont la zone extérieure est le plus souvent chlorophyllienne, est lacuneux. Tantôt on trouve, parmi les cellules arrondies, de grands éléments à parois minces qui constituent presque une lacune au centre du pétiole. Ce tissu conjonctif renferme quelques mâcles.

Le faisceau ligneux médian est assez ouvert ; les faisceaux latéraux le sont moins. Le péricycle est épais, fibreux sur tout son parcours. Le bois comporte de nombreux vaisseaux étendus radialement ; à la partie interne des faisceaux existe un parenchyme ligneux ressemblant à une bordure interne.

Dans le limbe, la nervure médiane a un péricycle mou. L'épiderme supérieur, plus développé que l'inférieur, est formé de cellules polygonales mélangées çà et là d'autres éléments légèrement sinueux qui entourent les stomates. Quant aux cellules de la face inférieure, elles sont fortement sinueuses.

J'ai observé l'existence d'un hypoderme.

Le parenchyme est bifacial, avec tissu en palissade à la partie supérieure et tissu lacuneux à la partie inférieure. Ce dernier est cependant voisin du tissu palissadique et les deux faces sont munies de stomates. Des mâcles d'oxalate de chaux sont disséminées dans le parenchyme. Je retrouve ici, parmi les productions épidermiques, des poils unicellulaires et des glandes pédicellées.

II. — P. PENSYLVANICA

1° — Racine.

Quatre grands faisceaux ligneux disposés en croix et séparés par du tissu conjonctif. Ces faisceaux comprennent un nombre relativement peu considérable de vaisseaux sans ordre, séparés par un parenchyme ligneux qui contient quelques fibres à parois épaisses. Des rayons médullaires d'origine secondaire, à un seul rang de cellules étroites et allongées, subdivisent chacun de ces segments. Moelle très-réduite.

Dans le tissu conjonctif, grands rayons médullaires qui comprennent de nombreuses séries radiales de cellules quadrangulaires; ce tissu contient une quantité de mâcles.

2° — Tige.

Poils coniques plus, abondants et poils glandulaires.
Fibres ponctuées qui dominent dans le bois. Disposition
radiale des vaisseaux, moins nette que précédemment.
Moindre richesse en tannin.

3° — Feuille.

Tissu conjonctif lacuneux avec nombreuses mâcles;
cellules lacunaires très séparées. Les autres caractères
sont ceux de l'espèce qui précède.

B. — Type à tige souterraine et à tige aérienne traçante.

I. — P. ANSERINA

1° — Racine.

Sur la coupe transversale, on reconnaît que le tissu
conjonctif prend une extrême importance. Le bois se
compose de nombreux vaisseaux mêlés de parenchyme;
le liber secondaire, qui en est séparé par une mince couche
cambiale, forme un abondant anneau dans lequel dominent les éléments parenchymateux. Le tout est entouré
d'un tissu également parenchymateux à grandes cellules,
que protège extérieurement une forte couche de liège.

O.   7

Ce liège, ainsi que le parenchyme sous-jacent procèdent du péricycle.

Au début des formations secondaires il y a alors exfoliation de l'écorce primaire, production d'une écorce secondaire terminée par un liège à développement centripète.

Le parenchyme secondaire engendré de la sorte se confond souvent, vers l'intérieur, avec le parenchyme libérien.

Leur limite n'est pas très nettement indiquée, circonstance due à la résorption du liber primaire.

L'amidon remplit toutes les portions parenchymateuses de la racine.

2° — Tubercule souterrain (Pl. 2).

L'ensemble de ce tubercule, dont les fig. 6-7 permettent de se rendre compte, présente un cylindre central de faibles dimensions, de huit massifs libéro-ligneux, noyé au milieu d'un parenchyme fort volumineux. A l'extérieur, on observe un suber (s.) assez épais en certains points, en voie de destruction, car les assises les plus externes ont déjà disparu en plusieurs endroits. Le parenchyme (p. cor.) sous-jacent comporte d'abord quelques assises de cellules, à parois légèrement subérifiées, allongées dans le sens tangentiel. Au-dessous viennent de nombreuses assises à éléments arrondis, moins épais. Tout ce parenchyme est gorgé d'amidon à grains relativement petits, de forme ovoïde, dont le hile se trouve à la partie la plus renflée et est entouré de stries concentriques.

Les faisceaux libéro-ligneux (*f. lb.*), séparés entre eux par des rayons médullaires (*r. m.*) de cinq à six rangs de cellules comprennent un liber (*l²*.) mou; au-dessous de la région cambiale (*c. b.*) le bois (*b²*.) est formé par de larges vaisseaux ponctués, par des fibres ligneuses ainsi que par de rares cellules de parenchyme ligneux.

Au centre existe une moelle réduite renfermant des cristaux d'oxalate de chaux. Enfin des massifs de bois primaire (*b¹*.) se remarquent à la base des rayons médullaires.

3° — Tige (Fig. 8).

Pas de productions épidermiques; quelques cellules vertes dans le collenchyme (*col.*) et d'autres semblables disséminées au milieu des grandes cellules incolores qui forment d'ailleurs la plus grande partie du parenchyme cortical (*p. cor.*). Pas de mâcles dans l'écorce. La dernière assise de ce parenchyme cortical (*end.*) offre tous les caractères spéciaux à l'endoderme. Péricycle (*p. r.*) fibreux, en anneau continu. Le liber est mou, en îlots (*l.*) non divisé par les rayons médullaires. Bois (*b.*) avec nombreux vaisseaux rappelant le type précédent ; le parenchyme ligneux qui le borde intérieurement est à parois minces et à faible développement. Moelle sans mâcles.

4° — Feuille (Fig. 9).

Pétiole cylindrique avec rares productions épidermiques. Tissu conjonctif lacuneux avec cellules arrondies.

seulement en dehors des faisceaux, d'où grande lacune
centrale. Pas de mâcles. Les trois faisceaux latéraux
sont presque fermés. Péricycle fibreux en quelques-uns
de ses points.

Dans le limbe, le parenchyme est bifacial avec un seul
rang de cellules, en palissade (*p. p.*) dans lesquelles se
trouvent des mâcles. Stomates arrondis à la face inférieure. Poils unicellulaires très nombreux surtout à
l'épiderme inférieur; ces poils sont contournés en cro-
chet, à parois minces; les glandes pédicellées sont rares.

L'abondance de ces poils forme un véritable feutrage
retenant de l'air, ce qui vraisemblablement paraît être la
cause du velouté blanchâtre qui donne à cette feuille son
aspect argenté.

II. — P. REPTANS

1° — Rhizôme.

Le rhizôme de Quintefeuille porte vulgairement le
nom de racine.

La coupe transversale laisse voir cinq lames ligneuses
s'avançant en coin jusqu'au voisinage de l'axe.

L'écorce est mince. Les faisceaux sont séparés par des
rayons médullaires à petites cellules allongées radialement et de couleur rouge. Ils comprennent de nombreux
vaisseaux réunis entre eux par du parenchyme ligneux à
parois épaisses.

Les sels de fer accusent une notable proportion de

tannin, ce qui justifie l'emploi de ce rhizôme comme astringent.

2° — Tige.

Sans productions épidermiques. Parenchyme cortical avec deux zones, dont l'extérieure est chlorophyllienne; il possède de l'oxalate de chaux. Liber en bandes; moelle dépourvue de mâcles.

3° — Feuille.

Pétiole en fer à cheval avec rares productions épidermiques. Tissu conjonctif sans mâcles ni solution de continuité. Péricycle fibreux sur tout son parcours. Faisceau médian en croissant et faisceaux latéraux cylindriques. Limbe avec deux rangs de cellules en palissade, mais les mâcles sont dans le parenchyme. Stomates elliptiques sur les deux faces.

L'épiderme supérieur a des cellules polygonales ainsi que des cellules sinueuses autour des stomates. Poils unicellulaires peu nombreux et rares glandes pédicellées.

III. — P. TORMENTILLA

1° — Rhizôme (Fig. 10).

Il est quelquefois, mais à tort désigné sous le nom de racine. Ce rhizôme est formé de segments courts, irréguliers; il est brun à l'extérieur et rougeâtre à l'intérieur.

La fig. 10 donne une vue d'ensemble de sa structure.

L'écorce est mince, de couleur brune; le reste du cylindre central, rougeâtre, comprend une moelle dans laquelle où distingue des faisceaux ligneux. A l'extérieur du parenchyme cortical on trouve un liège d'origine péricyclique, puis une écorce secondaire (*p. cr.*) à éléments allongés radialement. Cette écorce est limitée intérieurement par une zone cambiale (*c. b.*) qui fait le tour de ce cylindre. Le liber (*l.*), dont la structure rappelle celle des autres Potentilles, est peu développé.

Le bois (*b.*) est formé, dans sa plus grande partie, de parenchyme ligneux; cependant, on remarque de distance en distance des massifs de fibres ligneuses réunies en gros nodules autour de quelques rares vaisseaux; il n'est pas sectionné par de petits rayons médullaires. Mais on trouve de larges rayons (*r. m.*), à éléments parenchymateux, à disposition radiale, entre les faisceaux ligneux.

Ces rayons médullaires contiennent de l'oxalate de chaux. Au centre, on voit une moelle abondante (*m.*) à cellules arrondies qui renferme une grande proportion de matière colorante rougeâtre, ainsi que de la fécule.

Ce rhizôme très astringent, se colore fortement par les sels de fer.

2° — Tige.

L'épiderme porte quelques poils unicellulaires coniques; le parenchyme cortical a encore deux zones distinctes et des mâcles. Liber en îlots; moelle avec oxalate de chaux.

3° — **Feuille.**

Pétiole en éventail ; rares productions épidermiques. Tissu conjonctif sans solution de continuité avec quelques mâcles. Péricycle collenchymateux; une seule bande ligneuse continue.

Limbe à trois rangs de cellules en palissade dont le parenchyme possède des mâcles. Stomates à la face inférieure seulement. Cellules épidermiques inférieures très sinueuses. Rares poils unicellulaires et glandes pédicellées.

IV

En résumé, les caractères des Potentillées peuvent se grouper de la façon suivante :

A. — Tiges dont le péricycle forme une série d'arcs et dont la moelle renferme quelques mâcles. Pétioles munis de nombreuses productions épidermiques :

Racines dont la masse ligneuse est continue et munie d'oxalate de chaux en octaèdres dans la région moyenne de l'écorce et dans le parenchyme ligneux secondaire. Stomates elliptiques sur les deux faces de la feuille....................................... P. RECTA.

Racines avec quatre gros faisceaux ligneux disposés en croix et séparés par quatre grands rayons médullaires renfermant de nombreuses mâcles. Stomates arrondis à la face inférieure de la feuille. P. PENSYLVANICA.

B. — Tiges dont lepéricycle est disposé en anneau continu dont la moelle est dépourvue de mâcles ainsi que le tissu conjonctif du pétiole. Pétioles avec rares productions épidermiques :

Tiges dont la moelle, par exception, possède quelques mâcles. Rhizômes dont les faisceaux ligneux sont épars. Feuilles avec deux rangs de cellules palissadiques..................... P. TORMENTILLA.

Rhizômes à faisceaux cunéiformes, arrivant presque au centre. Feuilles avec stomates elliptiques sur les deux faces............................. P. REPTANS.

Racines dont le bois est très réduit, mais continu. Pétioles circulaires. Feuilles dont la face inférieure est munie de nombreux poils unicellulaires. P. ANSERINA.

CHAPITRE IV

Comarum palustre.

1º — Racine.

Les jeunes racines ont la structure suivante : l'écorce est formée de cinq ou six rangées de cellules ; les plus extérieures (assise pilifère et membrane épidermoïdale) sont allongées radialement ; les autres, de forme polygonale ou rectangulaire, ont leur plus grand développement dans la région moyenne.

L'endoderme a ses cellules rectangulaires beaucoup plus petites que les précédentes.

Sous le péricycle, formé d'une seule assise de cellules, on trouve quatre lames vasculaires et quatre îlots libériens. Le reste du cylindre central est composé d'un tissu conjonctif à éléments polygonaux et à parois minces.

Plus tard, au moment de la période secondaire, il se forme 4 faisceaux libéro-ligneux secondaires et la moelle, en même temps qu'elle se réduit par suite des formations ci-dessus, commence à sclérifier ses éléments. Plus tard encore apparaît une assise génératrice de liège dans le péricycle qui se divise par de nombreuses cloisons tangentielles ; l'écorce primaire toute entière est donc exfoliée.

c.   8

. Le liber secondaire est en anneau continu, dont l'épaisseur est relativement faible : Ses éléments sont allongés tangentiellement dans le voisinage de l'assise rhizogène.

La masse ligneuse constitue désormais presque tout le cylindre central ; ses vaisseaux sont très nombreux et à large ouverture ; des fibres ligneuses, non disposées en files radiales, les séparent.

Les rayons médullaires, très peu nombreux, sont généralement formés d'un seul rang de cellules qui croissent en dimensions à mesure qu'on s'éloigne du centre. Ils divisent le liber, dans lequel leurs éléments sont particulièrement très développés. La moelle est très réduite et sclérifiée.

Le tannin semble localisé dans le liber ; les sels de fer donnent un anneau coloré qui intéresse en effet toute la région libérienne. Cependant les rares rayons médullaires sont également noircis ainsi que les quelques éléments sclérifiés qui représentent la moelle.

L'oxalate de chaux fait défaut.

2° — Rhizôme.

Le rhizôme présente extérieurement un suber de coloration brune, à nombreuses divisions tangentielles, formé aux dépens du péricycle.

Les portions extérieures de l'écorce ont été exfoliées. Le péricycle n'est pas fibreux ; le liber a ses éléments collenchymateux divisés par des rayons médullaires primaires.

Le bois forme, comme le liber, un anneau ligneux continu dans lequel le nombre des faisceaux est très considérable. Chacun d'eux, très étroit, est séparé de ses voisins, par des rayons médullaires à un seul rang de cellules allongées. En plusieurs points, les trachées du bois primaire font saillie dans la moelle. Les vaisseaux sont plongés au milieu de fibres ligneuses disposées en séries radiales. Ces fibres alternent dans les séries voisines. A la partie interne des trachées il n'existe pas ou fort peu de parenchyme ligneux.

La moelle est constituée par des cellules polygonales qui grandissent de la périphérie au centre; les cellules sont ponctuées vers la périphérie. Elle contient de l'amidon; quelques cellules renferment un contenu brunâtre. Au centre se trouve une grande lacune.

3° — Tige (Pl. I, fig. 4-5).

L'épiderme (ep.) est formé de cellules allongées tangentiellement, à cuticule mince, non ondulée. Pas de production épidermiques. Le cylindre cortical (p. cor.) présente extérieurement des cellules de petit diamètre grandissant vers l'intérieur. Dans les tiges plus âgées apparaissent çà et là entre les grandes cellules des canaux aérifères caractéristiques de la plupart des plantes aquatiques. Quelques mâcles d'oxalate de chaux se trouvent dans la partie externe du parenchyme cortical.

L'endoderme (end.) est très visible dans les jeunes tiges; il présente des plissements caractéristiques. Il renferme de l'amidon ; le péricycle (*s. pr.*) est mou, et devient le siège d'une formation subéreuse.

Le liber (*l.*) et le bois secondaires (*b²*.) sont à peu près continus car les rayons médullaires (*r. m.*) sont fort étroits et réduits le plus souvent à un seul rang de cellules ponctuées, lignifiées seulement dans la zone ligneuse. D'ailleurs cette absence de rayons médullaires caractérise bien les plantes aquatiques. Le liber (*l.*) est formé extérieurement de petites cellules polygonales, intérieurement on remarque une zone cambiale (*c. b.*).

Le liber renferme de l'amidon et du tannin.

Le massif ligneux comporte un nombre considérable de faisceaux secondaires, très étroits. Le bois secondaire (*b².*) comprend des vaisseaux, des fibres et du parenchyme ligneux ; mais ce qui domine, ce sont les fibres à parois épaisses et ponctuées. Le bois primaire (*b¹.*) a ses trachées en files séparées par du parenchyme ligneux.

Des rayons médullaires (*r. m.*), d'une seule assise de cellules, séparent les files radiales ligneuses qui, elles-mêmes, comprennent rarement plus d'un rang d'éléments.

La moelle (*m.*) est formée de cellules hexagonales grandissant de l'extérieur à l'intérieur.

Ces cellules renferment de l'amidon ; çà et là quelques mâcles d'oxalate de chaux.

D'autres cellules, assez rares d'ailleurs, ont leurs parois imprégnées d'une matière colorante verte. Au centre, la tige (fig. 4, *l. c.*) présente une grande lacune.

L'oxalate de chaux affecte la forme de mâcles qu'on rencontre en petite quantité dans la partie externe du parenchyme cortical et dans la moelle.

Le tannin est peu abondant; on en trouve cependant dans l'épiderme, dans quelques cellules situées au-dessus du liège, un peu dans le liber, les rayons médullaires et le parenchyme qui borde intérieurement les faisceaux primaires. L'amidon se rencontre dans les rayons médullaires et la moelle.

4e — **Feuille.**

Feuille composée avec pétiole en fer à cheval comprenant trois faisceaux, savoir un grand et médian largement ouvert, puis deux petits faisceaux latéraux presque annulaires.

Dans le pétiolule le nombre des faisceaux latéraux est plus considérable et la disposition d'abord asymétrique.

La structure des faisceaux rappelle celle de la tige: liber formé d'éléments à large ouverture, entourés de petites cellules rectangulaires; parenchyme ligneux interne à parois minces.

Tissu conjonctif avec lacune et quelques mâcles.

Dans le limbe, les faisceaux ont un péricycle mou; l'épiderme supérieur, formé de cellules polygonales, est plus développé que l'inférieur dont les cellules sont légèrement sinueuses. Stomate à hauteur de l'épiderme.

La face supérieure comprend un tissu en palissade présentant quelquefois deux rangées de cellules (la seconde rangée n'étant pas toujours complète). Face inférieure avec tissu lacuneux.

Des cristaux d'oxalate de chaux sont disséminés dans le parenchyme et surtout dans le voisinage de la face inférieure.

CHAPITRE V

Genre Sibbaldia.

Je me bornerai à faire l'examen du *S. procumbens*.

1° — Racine.

Comme dans les genres précédents, le liège prend naissance dans le péricycle et exfolie l'écorce primaire.

La moelle est très réduite, en partie lignifiée, et contient deux lames vasculaires d'origine primaire.

Le bois secondaire est très développé ; il renferme surtout des fibres ligneuses ; les vaisseaux sont, au contraire, peu nombreux, à large ouverture, et disposés sur une même circonférence. De nombreux rayons médullaires, à un seul rang de petites cellules allongées, divisent le massif ligneux.

2° — Tige.

L'écorce est formée de grandes cellules parenchymateuses. On remarque la formation d'un liège péricyclique. Le liber constitue un anneau entourant le bois, presque uniquement composé de fibres; les vaisseaux sont, en effet, très rares. La moelle a beaucoup d'extension; elle renferme de grandes cellules de parenchyme.

L'axe floral possède, au-dessous de l'épiderme, un anneau de soutien fibreux, assez épais, dans lequel on trouve, de distance en distance, les îlots libériens. Quant à la zone ligneuse, elle n'est plus représentée que par les quelques vaisseaux du bois primaire.

3° — Feuille.

Le pétiole, dépourvu de productions épidermiques, contient trois faisceaux dont un plus grand médian et deux situés latéralement. Le péricycle de ces faisceaux n'est pas fibreux.

Le tissu conjonctif est formé de grandes cellules polygonales, à parois minces; il ne renferme point d'oxalate de chaux.

Le limbe est muni de quelques poils unicellulaires et de rares glandes pédicellées. Un tissu lacuneux constitue la plus grande partie du parenchyme.

L'épiderme supérieur a des éléments plus grands que ceux de l'épiderme inférieur. La paroi des cellules est ponctuée.

CHAPITRE VI

Genre Dryas.

Je décrirai le *D. octopetala*.

1° — Racine.

La zone ligneuse est très développée; elle est formée de vaisseaux en grand nombre, que séparent des fibres à large ouverture; ces fibres sont disposées radialement. Quelques rayons médullaires, de peu de largeur, divisent le bois. La moelle est fort réduite. Le liber constitue un anneau continu, de peu d'étendue. Quant à l'écorce, son épaisseur est faible; elle présente extérieurement un suber d'origine péricyclique qui laisse subsister quelques fibres contre le liber.

2° — Rhizôme.

Il est muni d'une zone ligneuse très étendue renfermant de très nombreux vaisseaux en séries radiales; mais les fibres, très rares, sont remplacées par du parenchyme ligneux, à parois minces. De nombreux rayons médullaires, à un seul rang de cellules, divisent le massif central. Le liber est peu développé; on rencontre à sa périphérie çà et là quelques fibres, appartenant au péricycle. Ce sont des fibres qui ont été épargnées par la subérification dont ce dernier est le siège.

La moelle est très grande; quelques-unes de ses cellules sont réticulées. Elle renferme des mâcles d'oxalate de chaux.

3° — Tige.

La tige rampante ne présente que quelques faisceaux libéro-ligneux primaires entre lesquels apparaissent bientôt les formations d'origine secondaire. On rencontre encore de très nombreux rayons médullaires à un seul rang de cellules.

La moelle, développée, renferme de l'oxalate de chaux.

Le pédoncule floral est muni, comme celui du *Sibbaldia*, d'un anneau fibreux dans lequel sont plongés les îlots libériens; mais ici les rayons médullaires, au lieu d'être simplement fibreux comme chez *S. procumbens*, sont formés d'éléments sclérifiés beaucoup plus grands. L'anneau de soutien change donc de physionomie en s'incurvant entre les faisceaux libériens.

4° — Feuille.

Le pétiole contient trois faisceaux; le plus développé est médian tandis que les deux autres, plus petits, sont latéraux.

C. 9

Quant au limbe, il est muni à sa face inférieure, de très nombreux poils unicellulaires à parois minces, contournés. L'épiderme supérieur est formé de grandes cellules rectangulaires, à cuticule épaisse. Au-dessous apparaît un tissu palissadique contenant un ou deux rangs d'éléments allongés.

Le reste du parenchyme est constitué par un tissu lacuneux.

CHAPITRE VII

Genre Geum.

L'étude porte sur les 3 espèces suivantes :

G. *urbanum.*
G. *rivale.*
G. *coccineum.*

I

Je prendrai pour type le *G. urbanum.*

1° — Racine.

A la période primaire, la racine présente une écorce à cellules arrondies, et un cylindre central dans lequel sont disséminées deux lames vasculaires alternant avec deux îlots libériens très peu développés. Les vaisseaux, de grandes dimensions, sont accompagnés de cellules de parenchyme.

. La moelle est réduite à quelques grandes cellules. Bientôt apparaissent les formations secondaires : de nombreuses divisions tangentielles se produisent dans le péricycle et l'écorce primaire est exfoliée. Il en résulte un parenchyme cortical secondaire à éléments collenchymateux dans sa zone extérieure.

Dans le cylindre central l'assise génératrice produit trois faisceaux libéro-ligneux, séparés par des rayons médullaires en éventail qui se perdent insensiblement dans l'écorce secondaire.

Le bois de chacun de ces faisceaux comprend un grand nombre de vaisseaux à ouverture circulaire; ces vaisseaux sont séparés par un parenchyme ligneux dont les éléments sont disposés radialement et ont des parois peu épaisses.

Dans la moelle sont disséminés les vaisseaux du bois primaire, dans l'axe des rayons médullaires.

La moelle très réduite a des cellules polygonales diminuant de dimensions de l'intérieur à l'extérieur : ce sont des cellules allongées qui se joignent par des parois inclinées et qui ne forment pas de files régulières.

L'oxalate de chaux manque totalement, tandis que le tannin imprègne les différents tissus.

2° — Rhizôme.

Écorce chlorophyllienne à grandes cellules appelées à disparaître. Péricycle avec nombreuses divisions tangentielles. Le cylindre central, dont la disposition générale rappelle celle de la tige, se rapproche cependant plus de la racine par la structure de son bois. Il est formé, en effet, d'un tissu conjonctif à éléments polygonaux dans lequel on distingue à la périphérie de nombreux faisceaux libéro-ligneux séparés par des rayons médullaires à plusieurs rangs de cellules. Le liber n'est pas en anneau continu. Mâcles nombreuses dans l'écorce et dans la moelle.

3o — Tige (Pl. I, fig. 3).

L'épiderme (ep.) est formé de cellules courtes, à cuticule peu développée et à contenu chlorophyllien.

Les jeunes rameaux présentent de nombreux poils unicellulaires coniques. Ils sont, la plupart, de longueur moyenne, insérés à hauteur même de l'épiderme, à parois peu épaisses. Cependant d'autres poils, plus longs et plus épais, sont portés par des émergences au-dessous desquelles on voit un collenchyme très développé.

L'écorce est formée de 5 à 8 rangées de cellules, et un plus grand nombre au-dessous des éminences. Le collenchyme (col.) est circulaire, situé immédiatement après l'épiderme; son développement est un peu plus marqué au-dessous des saillies épidermiques.

Les éléments arrondis, à parois tangentielles épaissies, sont riches en chlorophylle et dépourvus d'oxalate de chaux.

Le parenchyme cortical (p. cor.) a une zone extérieure chlorophyllienne comprenant deux rangs de petites cellules arrondies et une zone interne incolore de trois rangées de grandes cellules, de même forme dans les jeunes rameaux, un peu allongées tangentiellement dans les rameaux plus âgés.

Les cellules cristalligènes font complètement défaut dans le parenchyme cortical.

L'endoderme (*end.*) a des éléments à parois épaisses.

Le péricycle (*pr.*) scléreux forme un anneau épais et continu, ce qui le différencie des Potentilles chez lesquelles ce péricycle hétérogène paraît interrompu entre chaque faisceau par les éléments sclérifiés des rayons médullaires.

Le liber ne renferme aucun cristal, mais un peu de matière verte. La lignification des rayons médullaires, qui est très marquée dans le voisinage du péricycle, diminue de plus en plus à mesure que l'on se rapproche de la moelle; en outre, les éléments dont la forme était polygonale extérieurement, s'arrondissent et augmentent de dimensions vers la moelle. Pas de cristaux dans ces rayons médullaires. Le bois secondaire (*b.*) est très riche en vaisseaux. Les trachées du bois primaire (*tr.*), disposées en files, sont entourées par du parenchyme ligneux (*p. l.*) à parois minces; toutefois, ce parenchyme n'est bien formé qu'à la pointe des faisceaux primaires. Les faisceaux ligneux sont plus larges dans leur portion interne que dans celle qui est contiguë au liber.

La moelle assez épaisse est formée de cellules cylindriques à parois minces dont le diamètre augmente de l'extérieur à l'intérieur.

Cependant les grandes cellules du centre sont quelquefois séparées par d'autres éléments de plus petites dimensions.

On trouve quelques mâcles dans la moelle.

Le tannin n'est pas très répandu; il existe surtout à la partie interne du parenchyme cortical, dans l'endoderme, le péricycle, le liber. Le parenchyme ligneux se teint aussi en noir par les sels de fer, mais la moelle reste indemne.

L'amidon remplit quelques cellules de la moelle.

Pétiole. — Il a la forme d'un fer à cheval avec un grand faisceau médian flanqué de plusieurs faisceaux latéraux, surtout dans les pétiolules.

La disposition des pétiolules est le plus souvent asymétrique par suite d'une localisation spéciale des faisceaux; mais bientôt la symétrie bilatérale reparaît.

Le faisceau médian s'étend en éventail tandis que les faisceaux latéraux ont, au contraire, une tendance à prendre la forme cylindrique. Le bois est entouré complètement par le liber, ainsi que par un péricycle fibreux; à la face interne des faisceaux se développe un parenchyme ligneux à parois épaisses qui remplit toute la portion concave du faisceau. Le tissu conjonctif, formé par un parenchyme à parois minces, entoure le massif central; extérieurement, il confine à une zone continue de collenchyme dont l'épaisseur augmente aux angles du pétiole ainsi qu'à la face dorsale. Il renferme de l'oxalate de chaux. L'épiderme porte des poils unicellulaires dont l'insertion rappelle celle de la tige ainsi que quelques glandes pédicellées.

Limbe. — Dans le limbe, le péricycle n'est pas fibreux; il est formé de grandes cellules à parois peu épaisses. L'épiderme supérieur a des cellules polygonales plus développées que celles de l'épiderme inférieur qui sont sinueuses; la cuticule est assez prononcée. Les stomates, localisés sur la face inférieure, sont elliptiques et bordés de cellules dont la disposition est assez régulière; leur situation étant superficielle, l'antichambre est très réduite.

Des poils et des glandes pédicellées identiques à ceux de la tige s'observent sur les deux épidermes.

Quant au parenchyme, il est bifacial; la face supérieure n'a qu'une rangée de cellules en palissade; la face inférieure ou tissu lacuneux comprend environ cinq rangs. Des cristaux d'oxalate de chaux, affectant soit la forme de mâcles, soit celle d'octaèdres, se trouvent dans le tissu en palissade.

II

Pour les deux autres espèces, je relève les caractères qui suivent :

GEUM COCCINEUM. — Les formations primaires sont au nombre de 4 dans la racine. Liber à dispositions annulaires; rayons médullaires nombreux, à cellules allongées et étroites. Moelle développée.

La tige présente des poils unicellulaires, et des poils glandulaires abondants. Le liber n'est pas divisé radialement. L'oxalate de chaux, en mâcles, est localisé dans la portion collenchymateuse de l'écorce; il fait défaut dans la moelle.

Il manque également dans le pétiole.

Les productions épidermiques de la feuille sont plus nombreuses que dans l'espèce précédente.

Geum rivale. — 4 formations primaires dans la racine; grands rayons médullaires comprenant plusieurs assises de cellules ; quelques vaisseaux seulement dans le bois secondaire. La moelle est développée.

La tige porte des poils unicellulaires et de rares poils glandulaires ; son liber n'est pas divisé, dans le sens du rayon. Elle est totalement dépourvue d'oxalate de chaux, de même que le pétiole.

III

De l'étude qui précède, je tirerai les caractères suivants :

Racine à moelle réduite, 4 formations primaires. Le liber de la tige est divisé par de larges rayons médullaires. Oxalate de chaux dans le pétiole et la moelle de la tige............................ Geum urbanum.

Racine à moelle développée; 4 rayons médullaires larges. Liber de la tige sans rayons médullaires. Pas d'oxalate de chaux dans le pétiole, ni dans la tige............................ Geum rivale.

Racine à moelle développée et à rayons médullaires nombreux. Liber de la tige sans rayons médullaires. Pas d'oxalate dans le pétiole. Oxalate dans le collenchyme de l'écorce de la tige, mais pas dans la moelle........................ Geum coccineum.

CHAPITRE VIII

Genre Rubus.

Mes recherches ont porté sur les espèces suivantes :

Rubus fructicosus.
R. glandulosus,
R. tomentosus.
R. cæsius.
R. strigosus.
R. idæus.
R. phanicolosius.
R. odoratus.

Afin de faciliter l'exposé de cette étude, j'examinerai d'abord avec détails les trois types : *R. fruticosus, R. cæsius, R. idæus.* J'en rapprocherai ensuite les autres espèces. Ce qui caractérise les *Rubus,* c'est la présence d'un appareil spécial sécréteur du tannin dans la moelle.

I. — RUBUS FRUTICOSUS

1º — Racine (pl. 3, fig. 12-13)

À l'extérieur, on trouve un suber (s) composé d'éléments tabulaires et formé aux dépens de l'endoderme ;

l'écorce primaire est exfoliée. Au-dessous vient un parenchyme cortical secondaire (*p. cor.*).

Notons comme caractéristique la présence dans l'écorce
de cellules scléreuses (*c. sc.*) rondes ou allongées, tantôt
isolées, tantôt groupées.

Au-dessous de l'écorce viennent les faisceaux libéro-
ligneux, assez larges, séparés les uns des autres par
des rayons médullaires (*r. m.*) formés de deux ou trois
rangs de cellules. Ils sont subdivisés par des rayons
secondaires formés d'un seul rang de cellules qui s'élargissent considérablement dans la partie libérienne.

Les éléments libériens (*l²*.) sont disposés en files
radiales, et s'avancent ainsi en coin dans l'écorce.

Au-dessous de la zone cambiale (*c. b.*) vient le bois
(*b²*.) formé par des fibres ligneuses et des vaisseaux
ponctués.

Ces vaisseaux sont peu nombreux, et placés sans ordre.

A la partie interne des grands rayons médullaires, on
voit des vaisseaux à ouverture étroite qui appartiennent
aux faisceaux ligneux primaires.

La moelle est très réduite et ses éléments sont entièrement sclérifiés.

De nombreux cristaux d'oxalate de chaux sont disséminés dans le parenchyme cortical et dans les rayons
médullaires. Ils affectent soit la forme de mâcles, soit la
forme de rhomboèdres et semblent ne pas intéresser la
zone ligneuse. En effet, les cellules des rayons médullaires, qui en sont particulièrement riches dans la partie
corticale, cessent d'en contenir dès qu'on atteint la région
cambiale.

2º — **Tige** (pl. 5. fig. 14-15-16-17)

L'épiderme (*ep.*) est formé de cellules rectangulaires à
cuticule épaisse et à contenu brunâtre. Il porte des poils
coniques, allongés, à parois épaisses. Certains de ces
poils ont une paroi commune à la base ; la soudure peut
même s'étendre au delà de l'épiderme. Ce sont des poils
(fig. 16) en V ou en Y qui, en réalité, proviennent de deux
cellules épidermiques voisines donnant chacune naissance
à un poil. On rencontre encore des poils pluricellai-
res à contenu jaunâtre (fig 17) : assez larges à la base,
ils s'amincissent au sommet, puis leur extrémité s'évase
de manière à former une cupule où s'amasse le contenu.
Ils renferment des grains jaunâtres et des globules hya-
lins ; leur structure est intermédiaire à celle des poils
unicellulaires et des aiguillons. On trouve aussi des
glandes pédicellées et des aiguillons nombreux. Les
glandes pédicellées ont le pied formé de plusieurs rangées de cellules, à contenu jaunâtre, à cloisons trans-
verses, tandis que celui des poils précédents est consti-
tués par des cellules allongées, à cloisons obliques. La
partie sous-épidermique de l'écorce forme un collenchyme (*col.*) constitué par trois ou quatre rangées de cellules à épaississement tangentiel : les plus extérieures
sont allongées, les plus internes sont, au contraire, quadrangulaires ou rondes. Ce collenchyme est circulaire,
plus développé au-dessous des éminences ; il renferme
de la chlorophylle.

Le parenchyme cortical (*p. cor.*) est surtout caractéristique; il est formé :

1° De petites cellules chlorophylliennes placées sous le collenchyme et dans le voisinage du liber ; 2° de grandes cellules incolores dans la région moyenne ; 3° de cellules à tannin paraissant dessiner une couche sous le parenchyme vert externe, couche reliée par des cellules étroites aux cellules à tannin qui sont disséminées dans le parenchyme vert confinant au liber.

Les larges cellules de la zone moyenne sont surtout très développées dans les portions de l'écorce qui s'avancent en coin entre deux îlots voisins du péricycle.

La couche herbacée est également circulaire et elle envoie, de distance en distance, des prolongements à travers le collenchyme jusqu'à l'épiderme.

L'endoderme (*end.*) est très sinueux, à contenu brunâtre ; il dessine le conteur externe des faisceaux du péricycle. Dans les jeunes tiges, ses cellules, d'abord polygonales, ne sont pas encore cloisonnées ; mais dans les tiges âgées, on distingue très nettement les divisions tangentielles des éléments. Dès lors, l'endoderme est le siège d'une formation de liège.

On rencontre de l'oxalate de chaux sous forme de mâcles dans la couche herbacée et le voisinage de l'endoderme, mais en proportions relativement faibles.

Le péricycle (*p. r.*) est constitué par plusieurs assises de cellules formant une série de croissants qui proéminent dans le parenchyme cortical et qui sont surtout développés au-dessus des faisceaux libéro-ligneux primaires. Ses éléments sont fibreux, sauf en face des rayons médullaires où les cellules ont simplement leur paroi épaissie. L'étendue radiale de ces arcs est relativement grande par rapport à celle du liber.

Les faisceaux libéro-ligneux ne sont séparés que par des rayons médullaires (*r. m.*) formés de plusieurs rangées de cellules allongées, ponctuées, dont les parois sont lignifiées dans la zone ligneuse ainsi que dans celle du péricycle. Ces rayons médullaires vont en s'élargissant à partir de la région cambiale et s'étalent jusqu'au péricycle. Dans le voisinage de la moelle, ils se divisent à droite et à gauche pour former une espèce de ceinture interne, sclérifiée, aux faisceaux.

Le liber (*l.*), de faible épaisseur, s'étend autour du bois en anneau résultant de l'accolement de segments qui sont séparés entre eux par les grands rayons médullaires. Ces segments sont également divisés par des rayons d'origine secondaire, à un seul rang de cellules qui prennent naissance dans le parenchyme ligneux.

Dans le bois primaire, les trachées sont en files radiales avec parenchyme interposé, mais peu développé à leur portion interne ; puis viennent de larges vaisseaux disposés à peu près radialement, mais dont les séries sont plus nombreuses que celles des trachées. Dans le bois secondaire les fibres dominent et les vaisseaux ne présentent plus de disposition bien régulière ; les massifs fibreux et vasculaires alternent.

La moelle très développée se compose de trois espèces de cellules : 1° de grandes cellules polygonales ou à parois incurvées ; 2° de cellules de dimensions moyennes, aplaties, qui relient les séries longitudinales formées

par les suivantes ; 3° de petites cellules à ouverture polygonale allongées, réunies en files. Quant au contenu des
éléments, il peut être ou tannique, ou cristallin, ou aéri-
forme.

Je n'insisterai pas ici sur la répartition des cellules
tannifères, me réservant de traiter cette question plus
loin.

Les cellules cristalligènes ne sont pas très nombreuses : elles sont disséminées çà et là ; leur contour est de
l'oxalate de chaux sous forme de mâcles.

En résumé, le *Rubus fruticosus* est caractérisé par :

1° Ses productions épidermiques, parmi lesquelles il
convient de noter l'abondance des aiguillons.

2° La structure toute particulière de l'écorce ;

3° La disposition et les dimensions du péricycle ;

4° Ses grands rayons médullaires formés de plusieurs
rangs de cellules ;

5° Sa moelle ;

6° L'abondance du tannin ;

7° La rareté des cristaux d'oxalate de chaux.

3° — Feuille.

Le pétiole a l'aspect d'un fer à cheval ; il présente,
dans ses portions jeunes et sous l'épiderme, deux ou
trois rangs de cellules oblongues, à cloisons longitudinales épaisses, puis une couche herbacée de trois rangées
de cellules arrondies, à contenu chlorophyllien. Au centre, on trouve un tissu conjonctif qui rappelle dans son
ensemble le tissu médullaire de la tige. C'est là que se

différencient d'abord les trois faisceaux libéro-ligneux primitifs ; un grand faisceau médian correspond à la portion inférieure du pétiole ; il est séparé de la couche herbacée par deux rangs au moins de larges cellules. A la face supérieure du pétiole et aux angles apparaissent deux faisceaux plus petits dont les éléments ont une orientation normale. Ces deux faisceaux sont beaucoup plus rapprochés de la couche herbacée que le médian ; ils n'en sont, en effet, séparés que par les éléments de l'endoderme.

Afin d'assister au développement de ces faisceaux, j'ai étudié le pétiole à des âges différents. On voit d'abord deux petits faisceaux libéro-ligneux secondaires former comme deux oreillettes au grand faisceau médian.

De même chacun des faisceaux angulaires s'est ajouté un petit faisceau libéro-ligneux secondaire à sa partie supérieure, c'est-à-dire du côté opposé au grand faisceau médian. Dans un pétiole encore un peu plus âgé, le grand faisceau continue à s'accroître à droite et à gauche. Les faisceaux angulaires progressent par le même mécanisme; plus tard, un faisceau isolé apparaît dans l'espace latéral compris entre les massifs ligneux précédents. On arrive de la sorte à l'anneau continu; dès lors, la structure du pétiole est devenue celle de la tige.

L'épiderme du pétiole porte des glandes pédicellées, des poils unicellulaires et des épines; le collenchyme est plus développé au-dessus du faisceau médian et aux angles. Le péricycle est fibreux et forme encore des croissants. L'oxalate de chaux se trouve soit en mâcles dans le tissu conjonctif, soit en octaèdres autour des faisceaux.

Quant au limbe, sa structure est la suivante : la nervure médiane rappelle le pétiole et son péricycle est fibreux ; dans les nervures secondaires, les fibres disparaissent. Les nervures sont accompagnées de nombreux cristaux.

Les deux épidermes sont sinueux ; les stomates sont à la face inférieure, de forme elliptique, ne laissant qu'une petite antichambre entre eux et la cuticule. Quant aux productions épidermiques, elles sont semblables à celles que j'ai signalées dans la tige : on retrouve, en effet, des poils et des glandes pédicellés.

Le parenchyme est bifacial, hétérogène, asymétrique ; il contient des cristaux d'oxalate de chaux sous les formes de mâcles et de rhomboèdres. De plus, *R. fruticosus* présente une disposition spéciale : on distingue, de distance en distance, au-dessous de l'épiderme supérieur, de grandes cellules arrondies qui divisent régulièrement le tissu en palissade en un certain nombre de segments. Chacune de ces cellules est cristalligène ; son contenu est formé par des cristaux rhomboédriques disposés symétriquement autour du centre de la cellule.

II. — Rubus cæsius

1° — Racine.

Ici, la masse ligneuse est divisée en quatre segments principaux par de grands rayons médullaires disposés en croix et qui donnent à la moelle l'aspect d'un losange à côtés concaves.

C.   11

On trouve à la périphérie les assises tabulaires du liège et au-dessous un parenchyme central secondaire formé de cellules allongées, dont les dimensions vont en croissant jusqu'à une zone moyenne. Les cellules des rayons médullaires s'élargissent de plus en plus en s'épanouissant dans le parenchyme cortical, se réunissent à l'extérieur du liber et se mêlent à ce parenchyme. Lorsque le rayon médullaire possède un grand nombre de rangées de cellules il s'étale fortement dans le parenchyme cortical, d'où résulte une dépression de ce dernier; alors le liège périphérique s'incurve vers l'intérieur en augmentant le nombre de ses assises. Ce parenchyme cortical secondaire ne renferme plus, comme dans *R. fruticosus*, de cellules scléreuses ; on trouve simplement des cellules à parois épaisses disséminées surtout dans la partie moyenne de l'écorce.

Le liber, dans les faisceaux libéro-ligneux, ne présente plus la même disposition radiale que celui du *R. fruticosus*, mais ses éléments ont la même structure.

Le bois est divisé, non seulement par les grands rayons médullaires, mais encore par de nombreux petits rayons formés généralement d'une seule rangée de cellules. Les vaisseaux ponctués, plus nombreux que dans l'espèce précédente, semblent placés sur des cercles concentriques. On distingue très nettement dans le massif ligneux les zones d'âges différents : d'abord, les plus extérieures sont plus fortement colorées par le réactif cellulosique que les couches sous-jacentes ; de plus, la limite de chacune d'elles est marquée par des éléments dont la forme quadrangulaire tranche visiblement avec la forme polyédrique des autres fibres ligneuses. Prenant une de ces zones en particulier, on voit que les premiers vaisseaux formés, c'est-à-dire ceux qui sont en contact des éléments rectangulaires, ont un diamètre médiocre et qu'ils sont accompagnés de larges cellules ligneuses. Puis, en allant de l'intérieur à l'extérieur, c'est-à-dire en remontant vers une formation plus récente, les vaisseaux grandissent en même temps que les cellules ligneuses sont remplacées par des fibres.

La moelle, un peu plus développée ici que chez *R. fruticosus*, est également scléreuse. A son centre, on aperçoit un large vaisseau autour duquel partent, dans la direction des grands rayons médullaires, de petits vaisseaux disposés en files qui correspondent aux faisceaux ligneux primaires.

L'oxalate de chaux, moins abondant que chez *R. fruticosus*, se retrouve dans la région moyenne de l'écorce, dans le liber et dans les rayons médullaires ; la forme mâclée est également plus rare ; on rencontre, en effet, plutôt des octaèdres isolés.

2° — Tige.

L'épiderme est formé d'éléments rectangulaires allongés tangentiellement ; la cuticule est épaisse. Il est pourvu de poils coniques et ne porte que de rares aiguillons.

L'écorce mince comprend un collenchyme formé de deux à trois rangs de cellules allongées, à épaississement tangentiel. Au-dessus vient le parenchyme cortical avec deux rangées d'abord de petites cellules arrondies, chlo-rophylliennes, puis une zone d'épaisseur à peu près égale à celle du collenchyme et constituée par deux à trois rangs de cellules incolores, polygonales.

Dans les jeunes tiges seulement, les cellules de cette dernière zone ont une disposition radiale qu'on ne peut prendre ici comme caractéristique, mais qui les rapproche de celle qui a été observée chez *R. fruticosus*.

On trouve d'assez nombreuses mâcles d'oxalate de chaux dans le parenchyme cortical, vers l'endoderme, et dans la zone herbacée.

L'endoderme forme un anneau au-dessous duquel ap-paraît un péricycle qui n'est plus en arceaux comme dans *R. fruticosus*, mais en bandes. Ainsi que dans cette dernière espèce, le péricycle est fibreux; cependant, en face des rayons médullaires, de grandes cellules échappent à la lignification ; il en est encore de même pour cer-tains éléments, çà et là dans les segments fibreux.

Les faisceaux libéro-ligneux sont séparés par des rayons médullaires à plusieurs rangs de cellules ponc-tuées, qui s'étendent jusqu'à l'endoderme d'une part et jusqu'à la périphérie de la moelle d'autre part.

Le liber est beaucoup plus développé que dans l'es-pèce précédente ; quant au bois, il présente le même facies.

La moelle, très abondante, comporte les trois espèces de cellules de *R. fruticosus*, mais sur les coupes longitu-dinales, les anastomoses sont très imparfaites. Elle ren-ferme quelques cristaux mâclés d'oxalate de chaux qui existent aussi dans les rayons médullaires.

3° — Feuille.

Le pétiole est en fer à cheval et possède trois faisceaux ; son épiderme est muni de glandes pédicellées. Le péricycle est fibreux et en larges bandes. L'oxalate de chaux se rencontre sous forme de mâcles et d'octaèdres dans le voisinage de la bordure des faisceaux ; mais la moelle centrale en paraît presque dépourvue.

Le limbe a un parenchyme bifacial formé de deux rangs de cellules en palissade à la face supérieure et de trois ou quatre rangs de petites cellules arrondies à la face inférieure. Ce parenchyme renferme un grand nombre de cristaux rhomboédriques d'oxalate de chaux. Les stomates sont à la face inférieure, de forme elliptique.

L'épiderme supérieur a de grandes cellules sinueuses, mais beaucoup plus petites. On trouve des poils unicellulaires sur les deux faces, tandis qu'on ne rencontre de glandes pédicellées qu'à la face inférieure.

III. — RUBUS IDÆUS

1° — Racine.

L'écorce secondaire renferme quelques mâcles et quelques octaèdres d'oxalate de chaux ainsi que de la matière verte ; mais les cellules scléreuses font défaut.

Les faisceaux libéro-ligneux sont séparés par des rayons médullaires qui sont intermédiaires, par leur forme et leur épaisseur, à ceux des *R. fruticosus* et *R. cæsius* : moins allongés que les premiers et plus que les derniers.

Le liber est constitué par un certain nombre de faisceaux triangulaires qui s'avancent en partie dans le parenchyme cortical jusqu'au tiers environ de son épaisseur.

Le bois est divisé par des rayons médullaires formés de plusieurs rangs de cellules allongées et ponctuées. Le nombre de ces rayons médullaires, plus considérable que chez *R. Cæsius*, est cependant moindre que chez *R. fruticosus*. Des rayons internes plus étroits découpent à leur tour les segments ligneux.

Les vaisseaux sont disposés sans régularité ; dans la région externe de la masse ligneus, les fibres et les vaisseaux présentent un plus grand développement que dans la zone interne. La limite de séparation est d'ailleurs nettement indiquée par un anneau de cellules rectangulaires aplaties.

La moelle est réduite, sclérifiée.

2° — **Tige** (Pl. 3, fig. 18).

L'épiderme (*ep.*) a des éléments rectangulaires courts à cuticule mince. Il est dépourvu de poils coniques, mais il possède cependant un petit nombre de glandes pédicellées. Ici les aiguillons n'existent pas en grand nombre.

L'écorce (*p. cor.*) est relativement épaisse. Le collenchyme est formé de plusieurs rangs d'éléments à parois épaissies tangentiellement : la première assise a ses cellules arrondies ou oblongues ; les autres ont une disposition irrégulière et paraissent plutôt allongées radialement.

Le parenchyme cortical commence par deux rangs environ de petites cellules chlorophylliennes constituant une couche herbacée au-dessous de laquelle viennent de grandes cellules incolores qui s'étendent jusqu'à l'endoderme.

Les éléments les plus extérieurs seraient disposés radialement ; ceux qui avoisinent l'endoderme auraient surtout une disposition tangentielle.

Dans les jeunes tiges, on trouve, de distance en distance, une de ces grandes cellules incolores entourée par d'autres beaucoup plus petites. Des mâcles d'oxalate de chaux, en nombre peu considérable, s'observent dans la couche herbacée et le parenchyme cortical.

L'endoderme (*end.*) ne tarde pas à se cloisonner par l'âge ; mais il ne forme pas d'ondulations aussi accentuées que chez *R. fruticosus*, ce qui tient à la structure un peu différente du péricycle.

Ce dernier (*pr.*), en effet, ne se présente plus en croissants, mais il s'étend circulairement en dehors du liber : ce sont des îlots formant une série de bandes successives, bandes plus allongées en face des faisceaux primaires qu'en face des faisceaux secondaires. Tant que l'endoderme n'est pas subérifié, le péricycle n'épaissit pas ses parois ; mais dès qu'apparaissent les divisions tangentielles du premier, le second devient fibreux.

Toutefois, les cellules opposées aux rayons médullaires ne subissent pas cette lignification à laquelle échappent également certains éléments dans les îlots.

Les faisceaux libéro-ligneux forment un anneau strié radialement par les rayons médullaires, avec de grands vaisseaux condensés dans le voisinage de la moelle auxquels en succèdent d'autres à ouverture variable, et dont la disposition est à peu près radiale mais non concentrique.

Aux différents îlots du péricycle correspondent autant de massifs libériens que séparent de grands rayons médullaires. De petits rayons divisent aussi les faisceaux libériens. Comme dans *R. fruticosus*, des rayons médullaires à plusieurs rangs de cellules s'étendent jusqu'à l'endoderme et séparent nettement les îlots fibreux du péricycle; intérieurement, ils forment à la périphérie de la moelle une ceinture aux faisceaux ligneux. Notons cependant que le nombre des assises de cellules, dans ces rayons médullaires, est moins considérable que dans *R. fruticosus*. Par contre, les rayons d'origine secondaire sont ici plus nombreux.

En examinant la structure du bois dans une tige très jeune qui n'a pas encore cloisonné son endoderme, on remarque tout d'abord des séries radiales de trachées dont les dimensions croissent de l'intérieur à l'extérieur. Ces jeunes vaisseaux sont entourés par des cellules parenchymateuses rectangulaires. D'autres cellules séparent les séries vasculaires, forment intérieurement un coin parenchymateux qui s'avance dans la moelle et, extérieurement, un tissu qui progresse jusqu'au cambium.

Au moment de la division de l'endoderme, les modifications sont les suivantes : les cellules interposées aux trachées se remplissent de matière verte ; celles qui s'avancent dans la moelle, en séparant les faisceaux, épaississent leurs parois. Aux trachées se superposent des fibres ligneuses divisées par des rayons médullaires à une seule assise de cellules allongées et à parois épaisses. Ces rayons partent du parenchyme ligneux qui sépare les trachées.

Quelquefois, vers la limite extérieure des jeunes vaisseaux et dans le parenchyme ci-dessus, prend naissance un vaisseau à ouverture allongée, de telle sorte que le rayon médullaire se bifurque. Il résulte de cette complication que le bois secondaire n'a plus la disposition radiale du bois primaire.

La moelle diffère par son aspect de celle du *R. fruticosus* ; cette différence est surtout très nette dans les coupes longitudinales. Ici on trouve encore les grandes cellules incolores, puis les files de cellules allongées ; mais ces dernières ne sont plus reliées par les cellules aplaties qui ont été signalées chez *R. fruticosus*.

En coupe transversale, après traitement par les sels de fer, n'apparaît plus le réseau si caractéristique de l'espèce ci-dessus. En coupe longitudinale, on retrouve les files tannifères, mais elles sont dépourvues d'anastomoses.

Des cristaux d'oxalate de chaux mâclés se rencontrent dans la région libérienne ; quant aux cellules cristalligènes, elles appartiennent surtout aux rayons médullaires. On en trouve également dans les cellules allongées qui bordent intérieurement les faisceaux ligneux.

C.   12

3o — **Feuille** (Pl. 3, fig. 19-20).

Dans son ensemble, le pétiole (fig. 19) rappelle les
précédents ; il porte de grands poils unicellulaires. Le
collenchyme est moins développé que dans les deux premières espèces ; il ne possède plus ici qu'un rang de
cellules incolores, tandis qu'on comptait chez celles-là
deux rangs de cellules à contenu brunâtre. Les faisceaux ont un parenchyme ligneux interne à éléments
collenchymateux. Le péricycle est fibreux, mais non
homogène. On remarque, en effet, de nombreux îlots
qui lui donnent l'aspect d'une bande discontinue. Le
tissu conjonctif renferme quelques mâcles seulement :
le liber en contient beaucoup ainsi que des rhomboèdres.

Le limbe (fig. 20) est constitué par un parenchyme
bifacial renfermant quelques mâcles. La face supérieure
de ce parenchyme comprend deux rangs de cellules en
palissade (p. pal.) et la face inférieure trois ou quatre rangs
de petites cellules arrondies (p. lac.). L'épiderme a de
grandes cellules polygonales à parois minces ; l'épiderme
inférieur (ep. inf.) a des cellules plus petites et il porte
des poils unicellulaires à parois minces, contournés, qui
forment un véritable feutrage. Les stomates sont elliptiques et à la face inférieure :

IV. — STRUCTURE DE LA TIGE DANS LES AUTRES ESPÈCES

J'étudierai maintenant la tige dans les autres espèces
désignées. Elles peuvent, par leur structure, se rappro-

cher soit du type *Fruticosus,* soit du type *Idæus* ; de là, possibilité de former deux séries parallèles.

A la première série, c'est-à-dire celle qui comprend *R. fruticosus,* je joindrai *R. tomentosus* et *R. glandulosus.*

Là, les écorces ont un aspect général assez analogue : elles sont divisées en deux zones distinctes, mais leurs dimensions respectives sont différentes.

Ainsi, *R. tomentosus* présente : 1° Une zone extérieure collenchymateuse formée de sept à huit rangées de cellules allongées, à parois tangentielles épaisses : c'est la portion la plus développée.

2° Au-dessous, un parenchyme cortical constitué d'abord par deux ou trois rangs de petites cellules arrondies, formant une couche herbacée circulaire ou à peu près.

3° Entre la couche herbacée et l'endoderme, deux ou trois rangs de grandes cellules incolores qui sont séparées, de distance en distance, par des cellules plus petites, arrondies, à contenu verdâtre. Ces petites cellules relient la couche herbacée à l'endoderme. Toutefois, les grandes cellules sont plus nombreuses dans les échancrures qui correspondent aux angles rentrants de l'endoderme.

Quant à la couche herbacée, elle émet de loin en loin des prolongements dans le sens radial à travers le collenchyme. La partie de ce tissu qui correspond à ces ramifications possède des cellules à parois minces. Les ramifications se trouvent surtout au-dessous des stomates, caractère commun aux *R. fruticosus* et *R. glandulosus.*

L'on voit, dans le parenchyme cortical, un peu d'oxalate de chaux en mâcles ; ce sont, au contraire, des octaèdres dans le voisinage de l'endoderme.

Passons maintenant à l'écorce de *R. glandulosus.* Elle
est plus mince et ses deux zones ont à peu près même
épaisseur ; l'inégalité, quand elle existe, est surtout à
l'avantage de la portion extérieure. Cette dernière est
constituée par un collenchyme circulaire comprenant
quatre ou cinq rangs de cellules oblongues à épaississement tangentiel ; elle est plus développée au-dessous des
éminences.

Le parenchyme cortical comprend :

1° Une zone herbacée, circulaire, formée de deux rangs
de cellules de même diamètre que les précédentes et qui
émet des prolongements à travers le collenchyme.

2° Au-dessous, deux à trois rangs de cellules rectangulaires ou polygonales incolores plus grandes que les
précédentes. Ce tissu est plus épais entre les îlots suc-
cessifs du péricycle. Quelques rares mâcles dans le parenchyme cortical, contre la couche herbacée.

L'endoderme est, comme dans l'espèce qui précède,
sinueux et subérifié. Le péricycle est fibreux ; il est en
arceaux terminés par des pointes très marquées (*R. tomentosus*), moins accentuées (*R. glandulosus*).

Les îlots fibreux correspondant à chacun des faisceaux
libéro-ligneux sont séparés par de grands rayons médullaires qui s'avancent jusqu'à l'endoderme, en s'étalant
en éventail dans la région du péricycle (*R. tomentosus*),
tandis qu'ils s'élargissent peu (*R. glandulosus*). Ceci
explique l'aspect différent que j'ai noté pour le péricycle.
Des rayons médullaires d'origine secondaire, en nombre
assez restreint d'ailleurs, divisent la masse ligneuse, sec-
tionnent le liber et atteignent le péricycle. Cette disposi-

tion s'observe surtout chez les faisceaux d'origine primaire. La moelle rapproche beaucoup de R. *fruticosus* :
on retrouve là, en effet, le réseau caractéristique et les
files anastomosées. Elle est très développée dans ces deux
espèces, particulièrement chez R. *tomentosus*.

Les trois autres espèces qui me restent à analyser
appartiennent à la seconde série, à celle du R. *idæus* : ce
sont les R. *strigosus*, R. *phanicolasius* et R. *odoratus*.
Comparons les résultats de cette analyse : les éléments
épidermiques sont allongés tangentiellement et leur
cuticule est mince. R. *odoratus* a des poils courts et
droits ; les deux autres espèces en sont dépourvues. Les
aiguillons sont peu nombreux, à tel point que les productions épidermiques semblent nulles chez R. *strigosus*.
L'écorce, dans ces trois espèces, est mince ; elle présente
quelques éminences. Le collenchyme est nettement séparé du parenchyme cortical ; il constitue la zone la
moins développée dans R. *strigosus* et R. *phanicolasius*,
tandis qu'il est, au contraire, plus large que le parenchyme cortical chez R. *odoratus*.

Dans les deux premières espèces, le collenchyme est,
en effet, formé de deux rangées de petites cellules rectangulaires ou oblongues, à épaississement tangentiel ; celui
de la dernière espèce est constitué par un nombre plus
élevé de rangées de petites cellules arrondies ou allongées,
à épaississement tangentiel et radial. Ce tissu offre un
maximum de développement au-dessous des saillies épidermiques.

Le parenchyme cortical accuse des dimensions inverses : tandis qu'il prédomine chez R. *strigosus* et R. *pha-*

nicolasius, il est restreint chez *R. odoratus*. C'est un
tissu parenchymateux formé de grandes cellules irrégulières, incolores, à parois minces, s'étendant jusqu'à l'endoderme (*R. strigosus*). Il comprend d'abord des petites
cellules qui ne diffèrent des éléments du collenchyme
que par là moindre épaisseur des parois ; puis leur succèdent des cellules plus grandes qui deviennent polygonales et s'allongent (*R. phanicolasius*).

Le passage d'une zone à l'autre est ici moins brusque
que pour *R. strigosus* et chez ces deux espèces, on ne
voit pas de couche herbacée bien distincte, tandis qu'elle
existe à la limite de séparation du collenchyme et du
parenchyme cortical chez *R. odoratus*. Le parenchyme
de ce dernier est un tissu mou, peu épais, formé de
grandes cellules allongées, irrégulières.

On trouve de l'oxalate de chaux dans l'écorce, en
mâcles peu nombreuses situées surtout à la limite des
deux zones (*R. strigosus*) ; en mâcles un peu plus nombreuses disséminées dans le parenchyme cortical, avec
quelques prismes dans le voisinage de l'endoderme (*R.
phanicolasius*) ; en mâcles très abondantes dans le parenchyme cortical (*R. odoratus*). L'endoderme dans ces
espèces est circulaire, sinueux ; mais il n'est pas en arceaux et présente de nombreuses divisions. Le péricycle
est fibreux, non homogène : il forme un anneau interrompu en face des rayons médullaires qui vont s'élargissant à partir du cambium.

Tantôt ces rayons médulaires sont très larges, formés
de plusieurs rangs de cellules dont le nombre s'accroît
jusqu'à la limite externe du péricycle (*R. strigosus*).

Ceux des *R. odoratus* et *R. phanicolasius* sont minces dans la région ligneuse, puis s'étalent comme il est dit plus haut ; toutefois, leur étendue tangentielle, vers l'endoderme, est moindre chez *R. phanicolasius* que chez *R. odoratus*. De là résultent des différences dans l'aspect général du péricycle : celui de *R. phanicolasius* est assez régulier et offre à peu près partout la même épaisseur : c'est un anneau interrompu en face des rayons médullaires interfasciculaires, ainsi qu'en face des rayons d'origine secondaire.

Cette régularité est déjà moindre chez *R. odoratus* ; elle disparaît entièrement chez *R. strigosus.*

Là, en effet, dans un même faisceau et à une portion épaisse du péricyle, succède une partie mince ; ou bien, on remarque que le péricycle s'amincit à ses extrémités et s'incurve légèrement en arc dont les pointes sont disposées ici vers l'intérieur, là vers l'extérieur.

Les rayons médullaires de *R. odoratus* sont particulièrement riches en oxalate de chaux mâclé dans leur portion extra-cambiale. Ces cristaux deviennent rares chez *R. phanicolasius* et *R. strigosus.*

Le liber est divisé par quelques petits rayons. Le bois est limité intérieurement par une ceinture que forment les rayons médullaires. Les faisceaux primaires font saillie dans la moelle ; le bois primaire a ses trachées en files radiales avec parenchyme interposé et également très développé à leur partie interne (*R. odoratus* et *R. phanicolasius*), caractère que ne partage point *R. strigosus.*

A ces premiers faisceaux font suite des fibres ligneu-

ses disposées en séries radiales et séparées, de distance
en distance, par des rayons médullaires à un seul rang
de cellules.

Dans le bois secondaire, les vaisseaux sont peu nombreux (*R. odoratus, R. phanicolasius*) ; ils paraissent disposés en zones concentriques, de telle sorte qu'il y ait
alternance entre les massifs fibreux et vasculaires. Chez
R. strigosus cependant, on ne remarque plus pareille
régularité et les vaisseaux sont plus nombreux.

Quant à la moelle, elle est formée, chez ces trois
espèces, de cellules polygonales au milieu desquelles
apparaissent quelques rares cellules plus étroites, allongées, comme le montrent les coupes longitudinales.
Ces petites cellules sont tannifères. On trouve aussi
quelques mâcles d'oxalate de chaux.

Maintenant, que la structure de ces différentes tiges
est connue, si je rapproche les caractères fournis par
le péricycle, j'arrive ainsi à dresser le tableau ci-
dessous :

Péricycle	En croissants	très arqués	R. FRUTICOSUS
			R. TOMENTOSUS
		peu arqués	R. GLANDULOSUS
			R. CÆSIUS
			R. IDÆUS
	En bandes		R. STRIGOSUS
			R. PHANICOLASIUS
			R. ODORATUS

Je diviserai donc ces huit espèces en deux grands
groupes ; mais ce classement n'a rien d'absolu, certaines
espèces du second groupe ayant des points de contact
avec les espèces du premier groupe et réciproquement.

En effet, *R. cæsius* n'est-il pas intermédiaire à *R.* *fruticosus* et à *R. idæus* ? De plus, l'étude comparative des divers éléments n'a-t-elle pas fait naître, à chaque pas, des réflexions semblables ?

Je viens de m'adresser au péricycle ; mais j'aurais pu choisir le tannin, étudier son abondance et sa localisation.

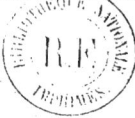

TROISIÈME PARTIE

CHAPITRE PREMIER

I

Du Tannin dans les tiges de Rubus (Pl. 4.)

Le tannin est répandu d'une façon générale dans toute la famille.des Rosacées ; rarement, il fait exception (*Kerria Japonica*). Étudions sa localisation dans les tiges des *Rubus*.

Les recherches effectuées dans cette voie remontent en 1863, époque à laquelle Sanio décrit les *Pyrus, Amygdalus, Prunus ;* elles furent continuées plus tard par M. Trécul. Le procédé employé par ce dernier botaniste consiste à faire macérer les jeunes rameaux dans une solution de sulfate de fer.

Pour M. Trécul (1) il y a lieu de douter de la constance d'identité du tannin dans ces végétaux ; dans quelques cas, les sels de fer colorent immédiatement en bleu; dans d'autres, cette teinte ne s'observe qu'à un certain temps d'exposition à l'air. L'auteur ajoute:

(1) Trécul. *Comptes rendus*, LX, 1085.

« Cette coloration ne doit pas être attribuée seulement à une faible proportion du principe tannant, car des cellules qui ne prennent que très lentement cette teinte violacée peuvent passer au noir par une longue aération. »

La plupart des tissus sont imprégnés de tannin ; ainsi, on en trouve dans l'épiderme, le collenchyme, le parenchyme cortical, l'endoderme, le péricycle, le liber, le système fibro-vasculaire et la moelle. Dans certaines espèces, l'abondance du tannin est telle qu'il paraît à priori diffusé dans toute la préparation ; mais, en poursuivant l'observation, on ne tarde pas à reconnaître qu'il prédomine en certains points qui sont toujours exactement situés pour des espèces semblables.

Je ne m'occuperai surtout que de ce dernier cas ; je noterai d'abord le mode de distribution du tannin dans les divers tissus et comme suite de cette étude, la disposition des éléments tannifères dans l'un de ces tissus, dans la moelle par exemple.

Un premier type est fourni par *R. fruticosus*. On aperçoit d'abord deux zones concentriques colorées en noir (fig. 15) : l'une est à la partie interne de l'écorce et correspond à l'endoderme (*end.*) ; l'autre, située dans la région cambiale (*cb.*), dessine le contour externe du bois.

Quant à la portion extérieure à l'endoderme, elle est formée de trois espèces de cellules (*p. cor.*) :

1° Des cellules à grains verts dont les unes sont sous le collenchyme et les autres près du liber ;

2° De cellules incolores plus grandes qui occupent la région moyenne ;

3°. De cellules tannifères pouvant former une couche
sous le parenchyme vert externe, couche reliée avec une
zone tannifère bordant extérieurement le liber par des
cellules étroites qui traversent la partie incolore indiquée ci-dessus.

Les rayons médullaires (r. m.) sont également noircis,
mais la coloration peut n'affecter que la paroi. Le liber a
aussi ses parois colorées; quelques éléments ont même
le contenu sensible au réactif.

Le parenchyme ligneux interne se colore: on rencontre, en effet, çà et là, des cellules tannifères qui deviennent plus nombreuses en face des rayons médullaires.

Dans la moelle, les cellules à tannin ont une forme
spéciale (fig. 21-22): elles sont étroites, courtes, disposées en séries longitudinales, lesquelles sont reliées par
des cellules également colorées, aplaties, allongées dans
le sens horizontal. Les cellules intermédiaires sont, au
contraire, beaucoup plus larges et incolores.

Je retrouve d'ailleurs cette description dans le travail
de M. Trécul (1).

Comme exemple du second type, je décrirai R. idæus
(fig. 18). A première vue, le tannin semble être moins
abondant; ainsi dans l'écorce, la membrane des cellules
est seule nettement colorée : plus de zone noire ni dans
le voisinage de l'endoderme, ni dans celui du cambium.
En allant de la périphérie au centre, je trouve au-dessous
de l'épiderme des cellules à tannin, puis une couche
verte avec nombreux cristaux mâclés d'oxalate de chaux ;

---

(1) Trécul. *Comptes rendus*, LX, 1035.

enfin, au-dessous de l'endoderme (*end.*) de grandes cellules incolores dont les plus internes, éparses, sont teintées.

Quelques éléments du péricycle (*p. r.*) non lignifiés accusent çà et là un contenu tannifère.

Par contre, le liber (*l.*) est complètement imprégné de tannin.

Dans les faisceaux ligneux, de nombreux rayons médullaires forment autant de lignes noires radiales qu'on n'observe pas dans *R. fruticosus*.

La partie interne du bois présente à peu près la même disposition que dans l'espèce précitée. Mais, où les différences sont nettement accusées, c'est surtout dans la moelle. Ici, nous ne voyons plus le réseau si caractéristique du type précédent; nous retrouvons bien (fig. 25-26) des cellules tannifères en files longitudinales, mais ces files ne sont plus reliées transversalement comme dans *R. fruticosus*.

À l'indication de ces deux types, joignons un examen sommaire des caractères présentés par les autres espèces:

R. TOMENTOSUS. — Tannin très abondant, formant une couche épaisse à la partie extérieure de l'écorce, dans laquelle on trouve aussi des masses verdâtres.

L'endoderme tannifère est relié à la zone précédente par des cellules de même nature. Tannin dans la partie extérieure du péricycle, dans le liber secondaire, à la partie interne de la zone ligneuse et à la périphérie de la moelle. Celle-ci, en coupe transversale, offre un réseau irrégulier de cellules à tannin; en coupe longitudinale, ce sont des files anastomosées.

R. GLANDULOSUS. — La richesse en tannin est également considérable ; sa localisation est la même que ci-dessus. On retrouve, dans la moelle, les files longitudinales anastomosées formant en coupe transversale un réseau qui diffère cependant un peu du précédent par sa régularité.

R. FRUTICOSUS. — Abondance de tannin ; les caractères, qui rappellent d'ailleurs les précédents, ont été suffisamment décrits pour qu'il soit inutile d'insister.

La moelle présente un réseau régulier comme R. glandulosus.

R. IDÆUS. — Espèce peu riche en tannin : on en trouve un peu dans l'écorce, surtout à la périphérie, dans l'endoderme, dans le liber où il prédomine, à la partie interne du bois.

Il est très rare dans la moelle où l'on rencontre, en coupe transversale, quelques cellules isolées et, en coupe longitudinale, quelques files régulières formées d'une seule rangée de cellules sans anastomoses.

R. STRIGOSUS. — Tannin peu abondant dans la partie corticale externe, dans l'endoderme, dans le liber, à la périphérie de la moelle où il forme un anneau. La moelle a la même disposition que chez R. idæus.

R. PHANICOLASIUS. — Tannin en proportion moyenne dans l'écorce, extérieurement ; dans l'endoderme, le liber, le bois, autour de la moelle. Celle-ci, en coupe transversale, montre des cellules tannifères isolées, rarement groupées, formant en coupe longitudinale des files peu nombreuses sans anastomoses.

R. ODORATUS. — Tannin peu abondant. L'écorce est

rapidement exfoliée par suite de la subérification de l'endoderme. Les cellules tannifères se trouvent à la partie
interne de l'endoderme, surtout dans le liber, puis à la
périphérie de la moelle qui a une structure spéciale. Là,
en effet, en coupe transversale, on voit seulement des
cellules isolées qui forment sur les coupes longitudinales
des files sans anastomoses ; mais ici, ces files n'ont plus
la régularité des espèces précédentes, ce qui tient à une
structure particulière du tissu médullaire.

R. cæsius. — Tannin un peu plus abondant que chez
R. idæus. Dans l'écorce, nous trouvons un anneau noir
qui correspond à la couche herbacée ; au-dessus, les cellules collenchymateuses ont les parois teintées ; il en est
de même pour quelques éléments du parenchyme cortical.
L'endoderme ne paraît pas riche en tannin ; ce principe
semble résider surtout dans le liber. La zone cambiale
est également très sensible au réactif. Dans le bois, les
rayons médullaires sont tannifères ; de là autant de
lignes foncées qui rappellent *R. idæus*.

A la périphérie de la moelle, quelques cellules seulement contiennent du tannin.

La moelle (fig. 23-24) montre bien le passage du premier groupe au second : là, on remarque en coupe transversale des cellules isolées tendant çà et là à former un
réseau ; puis en coupe longitudinale des files avec
branches transversales peu développées.

C'est en raison de cette disposition que j'ai placé
R. cæsius en tête du second groupe.

En résumé :

L'anatomie de la tige me permet d'établir deux séries ;

La quantité du tannin donne lieu à deux séries analogues ;

La structure du réseau tannique conduit également à deux séries. Mais ici, fait intéressant, je trouve un type intermédiaire servant à relier les deux séries : c'est *R. cæsius.*

Or ces divers groupements correspondent aux deux formes principales affectées par les éléments tannifères dans la moelle, savoir: files anastomosées d'une part, files isolées d'autre part. Je suis donc autorisé à prendre comme caractère de haute importance cette structure de la moelle dans les tiges de *Rubus.*

Dès lors, j'arrive au classement qui suit :

Cellules tannifères.	En files anastomosées. Réseau.	Irrégulier : R. TOMENTOSUS
		Régulier. R. FRUTICOSUS
		R. GLANDULOSUS
	En files avec anastomoses incomplètes.	R. CÆSIUS
	En files isolées.	R. IDÆUS
		R. STRIGOSUS
		R. PHANICOLASIUS
		R. ODORATUS

II

Du Tannin dans les Racines de Rubus.

Dans les racines, le tannin possède encore une localisation spéciale. On le rencontre, en effet, dans le parenchyme cortical, le liber, la zone cambiale et dans les fibres ligneuses. Ce dernier point est intéressant à noter, car les fibres du bois, dans la tige, en sont dépourvues ;

C.   14

seuls les éléments du parenchyme ligneux et les cellules des rayons médullaires contenaient cet élément.

III

Produits fournis à la matière médicale par les Dryadées.

C'est à l'astringence, résultant d'une forte teneur en tannin, que les produits suivants doivent leur emploi thérapeutique :

Feuilles d'ANSÉRINE OU ARGENTINE : *P. anserina.*

Feuilles de RONCE : *R. fruticosus.*

DRYADE : *D. octopetala*, plante tonique en même temps qu'astringente.

Rhizôme de FRAISIER : *F. vesca*, improprement appelé racine. Il est à la fois astringent et diurétique ; il communique une coloration rose aux urines.

Rhizôme de BENOITE : *G. urbanum*, dont la souche possède une odeur de girofle qui lui a valu le nom de : *racine de giroflée.*

Rhizôme de TORMENTILLE : *P. tormentilla, T. erecta.* Les souches de cette plante sont encore employées quelquefois pour le tannage.

Rhizôme de QUINTEFEUILLE ou de POTENTILLE : *P. reptans.*

A côté de ces produits astringents, je signalerai les fruits qui sont comestibles ou qui forment la base de certaines préparations pharmaceutiques. Ces fruits appartiennent aux espèces suivantes :

Fraisier : *F. vesca*.

Framboisier ; *R. idæus*.

Ronce (mûre des haies) : *R. fruticosus*.

Les fruits du R. chamæmorus, espèce à feuilles simples ou lobées, servent à l'alimentation en Sibérie, dans le nord de l'Europe et dans l'Amérique septentrionale.

Enfin, R. villosus est employé en Amérique comme astringent et comme vomitif à haute dose. Il porte des poils glanduleux, rougeâtres, sécrétant un liquide visqueux, à odeur résineuse, térébinthacée, qui rend la plante poisseuse. L'écorce de sa racine est aussi un médicament astringent énergique. Chapman le considère comme un des remèdes les plus actifs et les plus efficaces dans les cas de diarrhée et de choléra infantile.

CHAPITRE II

Hypothèses physiologiques sur le Tannin.

I

Au cours de mes recherches sur la localisation du tannin dans les Rubus, j'ai pu constater que les réactifs employés communiquaient tantôt une coloration uniforme à toutes les cellules et tantôt donnaient naissance à des granulations colorées. Était-ce là une manifestation de deux états du même principe, ou bien la différence de réaction était-elle concomitante de l'existence de deux principes distincts quoique très voisins? Tel est le problème qui s'impose à première vue. Je regrette que le temps ne m'ait point permis d'approfondir cette importante question de physiologie ; je me bornerai donc à exposer mes idées sur ce point, me proposant d'ailleurs de poursuivre ultérieurement cette étude.

Mais avant de pénétrer plus avant dans le sujet, j'examinerai rapidement les travaux antérieurs.

En 1860, Buignet (1), recherchant l'origine de la matière sucrée dans les fruits, annonce l'existence d'un principe particulier absorbant l'iode plus énergiquement

(1) H. BUIGNET. *Thèse de doctorat.* Paris, 1860.

que l'amidon et formant avec lui un composé incolore.
Ce principe astringent paraît se' rapprocher du tannin.
Buignet, démontre que sa proportion diminue tandis
qu'augmente celle de la matière sucrée.

Traité par les acides étendus, ce principe tannique
donne du sucre; de plus, le sucre fourni par le tannin
de la noix de galle est le même que celui qui provient
des fruits verts. Il trouve aussi à la fois de l'amidon
et du tannin dans les bananes vertes, mais à mesure
qu'on approche de la maturité, il voit diminuer ces deux
principes qui disparaissent totalement à la maturité
complète. De là, une différence essentielle entre les produits de l'art et ceux de la nature, au point de vue de la
transformation en sucre, soit du tannin soit de l'amidon.
M. Frémy admet avec Buignet la disparition complète
de l'amidon des fruits au moment de la maturité, tandis
que Payen (1) prouve le contraire dans ses recherches
sur l'amidon des fruits verts.

Plus tard Stenhouse (2) distingue les tannins en deux
groupes, suivant la coloration produite avec les sels de
fer, et il démontre que ce sont ceux qui précipitent ces
sels en blanc bleuâtre qui forment du sucre.

A la même époque Hartig (3) dit que l'organe élémen-
taire qui porte le tannin est analogue, dans sa forme, sa
grosseur, sa coloration, à ceux qui portent l'amidon et la
chlorophylle. Il le représente comme un dérivé de la
substance qui remplit le noyau cellulaire : un organisme

(1) PAYEN. *Comptes rendus*, 1861, t. LIII.
(2) JOHN STENHOUSE. *De quelques variétés de tannin*, 1861.
(3) HARTIG. *Le Tannin. Bot. Zeit.*, 1861.

enveloppé par une membrane, se multipliant par une partition propre et s'accroissant par intussusception, situé également dans la chambre ptychodique d'un utricule cellulaire à deux enveloppes. Généralement, ce tannin est incolore (*leucotannin*), souvent il est coloré comme la chlorophylle (*chlorotannin*), plus rarement coloré en jaune (*xanthotannin*); il est le plus souvent rouge (*érythrotannin*). En hiver, l'écorce des espèces ligneuses contient ces granules de tannin fondus dans une substance amorphe vitrée. Parfois la même chambre ptychodique renferme simultanément l'état granuleux et l'état amorphe du tannin avec tous leurs passages.

Le tannin amorphe entoure ordinairement un espace plus ou moins grand, sphérique ou ovoïde et vide. Comme l'état amorphe de l'amidon et de la chlorophylle, celui du tannin naît de l'état granuleux qui le précède par fusion des granules.

L'enveloppe cellulaire primitive ne renferme jamais de tannin; quand il paraît en être ainsi, c'est par suite d'une dissolution anormale de cette substance produite pendant la préparation. Au contraire, le tannin granuleux peut entrer dans la formation de l'enveloppe secondaire, à la place des granules de cellulose. Enfin il apparaît souvent en formes cristallines en se combinant avec une certaine quantité de chaux.

Pour étudier la substance du tannin, Hartig place dans l'huile ses préparations microscopiques; les sels réactifs étant versés à la surface de l'huile. La solution ammoniacale de cuivre se teint en violet sale, la potasse en rouge pâle; elle dissout les corpuscules de tannin, mais laisse intacte l'enveloppe qui les revêt et la membrane qu'ils entourent.

, L'acide chlorhydrique les dissout sans coloration, mais laisse les parties organiques colorées en rouge.

Il annonce d'ailleurs dans une nouvelle publication (1) que la « fécule tannique » sert à la formation d'organes nouveaux au même titre que les autres matières de réserve.

En 1862 Wigand (2), étudiant le rôle physiologique du tannin et de la couleur des plantes, arrive à cette conclusion que le tannin serait un équivalent physiologique des matières de réserve, qu'il jouerait le rôle de substance assimilable.

M. Gris le considère également comme substance nutritive et fait remarquer qu'il accompagne ordinairement les granules amylacés. Wigand démontre que le tannin présente des phases alternatives d'augmentation et de diminution, en rapport avec les saisons. Le maximum, pour une cellule soumise à ces variations, s'observe au printemps et en été, c'est-à-dire à l'époque de la végétation, et le minimum en hiver, c'est-à-dire à la saison du repos. Résultats précisément inverses de ceux que manifeste l'amidon. Cette alternance se produit d'ailleurs aux différentes époques de la vie.

Aux observations de Wigand viennent se joindre celles de Wiesner (3) sur les relations du tannin et des ma-

---

(1) *Anatomie et physiologie des plantes ligneuses*, 1878, p. 119.
(2) *Bot. Zeit.*, 1862. n° 16, p. 121.
(3) WIESNER. *Bot. Zeit.*, p. 389.

tières colorantes des pétioles. M. Sachs (1) considère au contraire le tannin comme un produit d'excrétion. Dans ses recherches sur la germination du *Dattier*, il trouve que le tannin, qui fait défaut dans les tissus de la graine, apparaît dès le début de la germination, puis se dépose dans certaines cellules, surtout au voisinage des faisceaux et de l'épiderme. Dans le cours du développement ultérieur, il demeure indifférent dans les éléments où il s'est formé, à l'inverse des vrais matériaux nutritifs.

En 1863, MM. Chatin et Filhol (2), dans une note sur les principes immédiats et les matières colorantes des végétaux, accusent dans toutes ou presque toutes les tiges herbacées l'existence du *quercitrin* avec lequel coexiste assez souvent l'*acide gallique*.

Pour eux, le quercitrin est le plus répandu, le tannin vrai l'est beaucoup moins, l'acide gallique est rare, et ce qui a été dit du tannin vert doit être généralement rapporté au quercitrin. De telle sorte qu'il n'y aurait qu'un tannin, le tannin gallique donnant avec les sels de fer une coloration bleue.

Durant la coloration automnale des feuilles, les trois matières qui colorent les sels de fer disparaissent, leur destruction ayant lieu dans l'ordre suivant : quercitrin, tannin et gallique.

Or l'ordre de destruction est le même que celui de la diffusion, qui paraît être aussi celui de leur importance

(1) Sachs. *Bot. Zeit.*, 1862, p. 245.
   Phys. végét., 1860, p. 388.
   Traité de bot., 1874, p. 838.
(2) Chatin et Filhol, 1863, mai. Soc. de bot.

— 113 —

physiológique. La liqueur cupro-potassique permet,
ajoutent ces auteurs, de différencier le tannin du quercitrin : très réduite par le tannin, elle n'éprouve aucune
réaction par le quercitrin. Ils concluent en disant que
les sucs des plantes renferment du quercitrin généralement pris pour du tannin.

A la même époque, Sanio (1), indique les réactifs à
employer pour la recherche du tannin. Le chlorure de
fer a l'inconvénient de donner un précipité bleu obscur
de tannate de protofer qui se dissout en passant à l'état
de tannate de persel ; d'où diffusion dans la préparation.
Le sulfate de fer est bon, mais la coloration bleue n'est
pas assez intense. Le chloro-iodure de zinc colore en rose-
rouge, mais il a le défaut d'attaquer aussi l'amidon. Pour
toutes ces raisons, il préconise le bichrômate de potasse
qui donne également un coagulum rouge brun.

Sanio pense que le tannin est toujours à l'état liquide dans les cellules. Il le trouve en plus grande abondance dans les cellules parenchymateuses où il est mêlé
à l'amidon et à la chlorophylle; il n'en trouve jamais
dans les éléments privés de vie, dans ceux qui contiennent de l'oxalate de chaux, ni dans les cellules défini-
tives du liège. Pour M. Trécul (2), le retard qu'on remarque dans la coloration de certaines cellules par le sel de
fer n'est pas dû au passage du sel proto en sel de peroxyde, puisque cette coloration se manifeste immédiatement dans un grand nombre de circonstances. Dans un

(1) Sanio. Bot. Zeit., 1863.
(2) Trécul. Ann. sc. nat., 1865, 5e s., VIII, 300.

C.   15

autre travail (1) sur le développement des globules du
latex (*Musa coccinea*), il reconnaît que les globules en
voie de formation renferment une certaine quantité de
tannin, tandis que les globules parfaits restent incolores;
mais, dans ces derniers cas, c'est le liquide ambiant qui
bleuit par les réactifs. Dans ce même travail, il signale
une particularité des cellules tannifères de la jeune feuille
de *Strelitzia* : Certaines cellules contiennent, après la
macération, des globules verts ou d'un beau jaune
tendre, tandis que chez d'autres cellules semblables,
les globules ont été colorés en bleu violacé avec plus
ou moins d'intensité. Ces globules paraissent tout à
fait liquides, unis deux à deux ou en plus grand nombre,
de manière à former de petites masses irrégulières. Ce
liquide rappelait celui qui est jaune chloré dans beaucoup de cellules de la moelle des jeunes rameaux de
quantité de Rosacées (2).

Ce liquide jaune n'est pas une solution de tannin, mais
c'est en lui que se forme l'acide tannique vrai. Vogl (3)
regarde le contenu granuleux de la tige et du rhizôme de
l'*Ulmaire*, qu'on prendrait pour de l'amidon, comme
plus complexe. En effet, il se colore en violet par l'iode,
mais en bleu ou en vert par les sels de fer : il se rapprocherait donc du tannin. Dans un autre mémoire sur les
corpuscules résineux du *Portlandra grandiflora*, Vogl a
vu l'amidon se transformer en résine en passant par une

(1) Trécul. *Ann. sc. nat.*, 5e s., VIII, 288-294. (*Vaisseaux propres et tannin dans les Musacées.*)
(2) Trécul. *Comptes rendus*, LX, 1039.
(3) Aug. Vogl. *Bot. Zeit*, 1866.

phase intermédiaire sous laquelle il se montre à l'état de
tannin. Pour Schell (1), le tannin, qu'il trouve en aussi
grande abondance que le sucre dans les végétaux, est à
la fois un résidu de nutrition et un élément formateur
des cellules. D'une étude de Rauwenhoff (2), sur la formation du tannin chez les plantes étiolées, il résulte que
cet élément se produit même a l'obscurité, mais que sa
proportion est plus faible et sa distribution moins régulière. Mascagno (3), recherchant la production du tannin
dans les feuilles de *Sumac*, trouve que ce sont les feuilles de l'extrémité de la tige qui sont les plus riches.

M. Costantin (4) fait la remarque suivante que le tannin et le glucose se trouvent presque toujours dans
les mêmes cellules, comme si le glucose provenait de la
décomposition du tannin en glucose et en acide gallique.
Or l'emmagasinement du glucose se fait en très grande
quantité dans les cellules en grande activité ; ainsi, dans
la zone génératrice de la partie souterraine, on en trouve
une masse considérable.

Gardiner (5) pense que le tannin se forme dans des
tissus spéciaux et qu'il est finalement rejeté par l'écorce,
par les feuilles, etc. Il explique la diminution de tannin,
qu'ont observée plusieurs auteurs pendant la croissance

(1) Schell. *Phys. Rolle. Gerbs. Kasan*, 1874.
(2) P. Rauwenhoff. *Ann. sc. nat.*, V. 1878.
(3) Mascagno. *Comptes rendus*, XC, 1880.
(4) Costantin. *Étude anat. de l'enrac. d'une branche de ronce. Bull. Soc. bot.*, 1882, p. 79.
(5) Gardiner. *Sur la présence du tannin dans les cellules végé-tales et sur sa signification physiologique probable. Proccodinia of the Cambridge Philosoph. Soc.* 1884, vol. IV, p. 387-394.

de certains tissus, par la localisation de cet élément
éliminé à un certain moment pour se rendre dans des
cellules spéciales.

M. Mer (1) pense que le tannin est engagé dans des
combinaison organiques avec les membranes des fibres,
d'où s'expliquerait la facilité de conservation des végétaux.

Parmi les différents réactifs propres à la recherche
du tannin, il recommande le bichrômate de potasse comme
le plus sensible, puis viendrait le chloromolybdate d'am-
moniaque.

Les réactifs agiraient par oxydation; cette oxydation se
produirait même spontanément dans les tissus, pour
amener ce qu'il appelle la dégénérescence tannique du
bois parfait.

Il fait cette autre remarque que ce sont des éléments
correspondants du cœur ou de l'aubier qui renferment
tantôt du tannin, tantôt de l'amidon.

Il montre que le tannin se forme dans toutes les circonstances où l'amidon, par suite d'un emploi insuffi-
sant, se trouve accumulé dans ces tissus. Toutes les
fois qu'on arrête la migration de l'amidon, on voit appa-
raître le tannin. Il ajoute, en outre, être sûr de la transformation de l'amidon en glucose; mais il ignore le procédé.

Enfin, M. Wertermayer (2) trouve que l'augmenta-

(1) E. MER. Recherches sur la formation du bois parfait. Bull.
Soc. bot., juillet 1887.
(2) WERTMAYER. Ann. agron., 25 mars 1888.

tion de l'éclairage est suivie d'une augmentation de la quantité de tannin, aussi bien dans les cellules privées de chlorophylle que dans celles qui en contiennent. En revanche les cellules normalement chlorophylliennes, qui n'en contiennent pas (feuilles panachées ou étiolées), ne forment pas de tannin.

Étudiant ensuite la migration et l'utilisation du tannin, il trouve que celui-ci se dirige de haut en bas dans l'écorce et dans la moelle, et que, l'écorce étant interrompue, ce courant se dirige vers le bois, par les rayons médullaires et se meut ensuite dans le parenchyme cortical.

D'autres observations le portent à penser qu'il y a parenté entre le tannin et la matière qu'on a décrite sous le nom d'amidon soluble.

Pour M. Charbonnel-Salle (1), la production du tannin est indépendante de la lumière et de la chlorophylle. Il considère en outre ce produit comme un déchet des phénomènes nutritifs.

II

En somme nous voyons, par l'ensemble des travaux qui précèdent, que les divergences portent sur les points suivants : 1° Sous quel état se montre le tannin dans la cellule ? 2° Cet élément est-il un produit nutritif ou bien un produit d'excrétion ? 3° D'où procède le tannin et qu'engendre-t-il ?

(1) CHARBONNEL-SALLE. *Recherches sur le rôle physiologique du tannin dans les végétaux*, 1881.

Quant à la première question, nous voyons Hartig déclarer que le tannin est normalement à l'état granuleux, tandis que pour Sanio ce principe est liquide. L'observation démontre que les jeunes cellules sont teintées uniformément par les réactifs, mais que chez certains éléments plus âgés, la paroi seule paraît colorée. Or on sait, qu'avec l'apparition des vacuoles dans les cellules, le protoplasma se localise contre les parois. Il faudrait alors admettre que le tannin fût localisé avec le protoplasma contre les parois cellulaires ; dans ce cas, on reconnaît par cela même que le tannin n'existe pas dans le suc cellulaire, mais qu'il imprègne tout au moins les leucites. D'autre part, Hartig démontre, dans les observations citées plus haut, que le tannin n'existe jamais dans l'enveloppe cellulaire primitive ; il ne le trouve que dans l'enveloppe secondaire à la place des granules de cellulose. Or, d'après cette théorie c'est par une série de bâtonnets que se fait le dépôt de cellulose ; on comprendrait mal que du tannin vînt prendre la place de la cellulose, s'il n'était lui-même à l'état solide. Toutes ces raisons portent à croire que le tannin affecte primitivement la forme granuleuse.

Dans une seconde question, l'on peut se demander si le tannin doit-être considéré comme élément nutritif ou élément d'excrétion. Nous avons vu que Hartig, Wigand et Gris adoptaient la première hypothèse, tandis que Sachs, Gardiner et récemment M. Charbomel-Salle adoptaient la seconde. Schell tend la main aux deux écoles ; il partage l'avis de la première, sans exclure celui de la seconde.

M. Sachs base son opinion sur ce fait que le tannin reste indifférent dans les cellules où il prend naissance. Il faut voir dans quelles conditions ce tannin prend naissance : d'abord, la graine qu'il examine n'en renferme point, puisqu'il n'apparaît que dès le début de la germination. Mais à ce moment, si le tannin reste indifférent, n'est-ce point parce que la proportion de matière amylacée est suffisante à assurer le développement de la jeune plantule, plutôt que par suite de la non utilisation du résidu tannique provenant de l'emploi de cette première portion d'amidon ? Là, le tannin formé n'a pas à effectuer un rôle utile, mais ce n'est pas, ce me semble, une preuve suffisante pour déclarer qu'il figure parmi les produits de déchet. Bien plus, les partisans de cette théorie ne se contredisent-ils point eux-mêmes, lorsque M. Gardiner, qui considère également le tannin comme excrétat, nous apprend que ce résidu est rejeté par les feuilles ? Le tannin, que M. Sachs voit dans la graine en germination, au lieu d'être indifférent, se transporte donc vers son organe d'expulsion, vers la feuille. M. Gardiner, fidèle à sa théorie, admet sans doute que l'excrétion tannique du *Sumac* est plus considérable vers le sommet que vers la base, puisque les feuilles des extrémités sont les plus riches en tannin ainsi que l'a prouvé M. Mascagno.

L'on comprend peu cet émonctoire foliaire ; en tous cas, s'il existait, il serait naturel de penser que le liège doit concourir pour une large part à ce travail, étant donnée l'exfoliation qu'il est destiné à produire. Sanio n'a jamais rencontré le tannin dans les cellules défi-

nitives du liège : il ne l'a pas vu davantage à côté de
l'oxalate de chaux, cet autre produit d'excrétion. Par
contre, il le trouve surtout dans des cellules très actives
et à côté de l'amidon. Or, Wigand démontre qu'il y a
alternance, et cela d'après les saisons, entre l'amidon et
le tannin ; le travail physiologique correspondant à ces
périodes d'activité ou de repos aurait alors pour résultat
de faire du tannin, à un moment donné, le résidu de l'assimilation amylacée de même qu'à un autre moment, il
ferait de l'amidon un résidu de la destruction tannique.
Ce serait donc un excrétat appelé ultérieurement à concourir à la nutrition : peut-être M. Schell s'est-il placé à
ce double point de vue dans son appréciation. J'ajouterai
enfin que les travaux de M. Wertermayer ont montré
que le tannin progressait de haut en bas, singulière façon
pour cet élément de s'éliminer par les feuilles. Pour
toutes ces raisons donc, je crois qu'il y a tout lieu de
penser que le tannin n'est pas un produit d'excrétion.
Dans la dernière partie du travail, nous voudrions pou-
voir assister à la genèse du tannin, et à sa disparition.
Pour la plupart des botanistes, le tannin dérive de l'amidon parce qu'il semble exister une parenté très intime
entre ces deux corps : on voit, en effet, dans les mêmes
cellules, du tannin se joindre à l'amidon et à la chlorophylle. Vogt avance que l'amidon se transforme en résine en passant par le tannin comme intermédiaire.
M. Trécul dévolue ce rôle au liquide jaune des Rosacées.
Pour MM. Chatin et Filhol qui n'admettent qu'un tannin,
le tannin gallique, c'est le quercitrin qui le forme par le
fait même de sa destruction en tannin et acide gallique.

Quant au point de départ, l'amidon, nous savons qu'il se forme aussi bien dans les plantes à chlorophyile que dans celles qui en sont privées. D'après M. Müntz (1) le sucre formé dans les feuilles passe dans l'albumen où il est employé en grande partie à former de l'amidon. M. Girard prouve de même que le sucre de la betterave se forme dans le limbe de la feuille pour descendre ensuite dans la racine. Le sucre donne naissance à l'amidon, c'est là le mécanisme de l'assimilation directe du carbone avec l'aide de la chlorophylle. Reincke (2) examine théoriquement par quelles transformations chimiques l'acide carbonique peut passer pour produire l'amidon. Il pense que la molécule d'acide carbonique hydraté, renfermant trois molécules d'oxygène, peut donner naissance, par réduction ou soustraction d'oxygène, à trois produits différents : l'acide formique, l'aldéhyde formique et le méthylène. Ce dernier n'existe que théoriquement puisqu'il se polymérise spontanément chaque fois qu'il est dégagé de ses combinaisons, de façon à donner quelqu'un de ses homologues plus élevés dans la série. Quant à l'acide formique, Reincke s'est convaincu qu'il se développe dans toute cellule végétale et Erlenmayer (3) l'a considéré comme le premier produit de l'assimilation du carbone. Mais cet acide naît aussi bien dans les racines que dans les feuilles, dans les plantes étiolées et les champignons.

(1) Müntz. *Ann. sc. nat.*, 1886, 7e s., t. III, p. 45.

(2) Reincke. *Considérations théoriques sur le problème de l'assimilation. Bot. Zeit.*, 1882, nos 18-19.

(3) Erlenmayer. *Bericht der Deutschen chimischen Gesellschaft*, 1877, p. 634.

De plus, c'est à l'obscurité que les acides volatils augmentent et non à la lumière.

Cela fait penser à l'auteur que l'acide formique développé dans les végétaux ne provient pas de l'assimilation, mais d'une métamorphose régressive. Reste l'aldéhyde formique qui a la même composition centésimale que la glucose ; elle est susceptible de se polymériser et elle a été considérée comme le produit de l'assimilation végétale (1). Il ajoute même que cette aldéhyde, très oxydable, a besoin, avant de se polymériser pour se transformer en glucose, d'être protégée contre les rayons solaires par la chlorophylle. Voilà donc le sucre qui donne naissance à l'amidon. Ailleurs (2) Schimper conclut que l'amidon se transforme en glucose ; toutefois, il admet comme très probable la transformation inverse du glucose en amidon. Si j'ai insisté, peut-être un peu longuement sur cette relation de l'amidon et du glucose, c'est pour faire ressortir ce point que la matière sucrée ne provient pas uniquement de l'amidon. En effet, Buignet en attribue encore l'origine a un principe tannique des fruits verts ; à la maturité du fruit, il voit diminuer la proportion d'amidon et de tannin.

La disparition complète de l'amidon des fruits verts n'est pas admise par Payen. Stenhouse va plus loin : non seulement il admet que le tannin donne du sucre, mais il prétend que parmi les différents tannins, c'est

(1) REINCKE. *Bot. Zeit.* 1882.
(2) SCHIMPER. *Sur la formation et la destruction des hydrates de carbone dans les feuilles. Bot. Zeit.* 1885, n°° 47, 48, 49.

seulement celui qui précipite en blanc bleuâtre qui peut en former.

Le sucre pour M. Costantin provient de la décomposition du tannin en glucose et acide gallique ; cet auteur a vu le tannin et le glucose se déposer dans les mêmes cellules en grande activité.

Par l'ensemble des faits qui précèdent, nous voyons que le glucose dérive aussi bien de l'amidon que du tannin, car il y a alternance entre la production des réserves amylacées et tanniques. La production du glucose serait donc assurée par ce seul fait, de telle sorte qu'il serait inexact de dire que l'amidon est un élément nutritif et le tannin un produit d'excrétion ; ce n'est là qu'une question de phase végétative. Voilà une première étape ayant pour point de départ l'amidon et conduisant au tannin.

Une solution aqueuse étendue de tannin absorbe l'oxygène en dégageant un égal volume d'acide carbonique, en même temps qu'elle se trouble par le dépôt d'acide gallique et d'acide ellagique, en subissant la fermentation gallique.

Boussingault (1) dit qu'il y a toujours production d'une certaine quantité d'oxyde de carbone pendant l'oxydation du tannin à la température ordinaire ; résultat important, étant donnée la grande dissémination du tannin dans les végétaux.

Cette fermentation gallique est produite par une pec-

(1) Boussingault. Sur l'apparition du gaz oxyde de carbone pendant l'absorption de l'oxygène par certaines substances végétales. Comptes rendus, LVII, 885.

tase selon Robiquet (1). D'après Larocque, un ferment quelconque, la levure de bière, la chair putréfiée ou toute autre substance putrescible donnent les mêmes résultats.

M. Van Tieghem (2) attribue à une diastase cellulaire le dédoublement du tannin en acide gallique et glucose, dédoublement qui assure le développement du *Penicillum glaucum* et du *Sterigmatocystis nigra*. Voici donc le tannin, générateur du glucose, qui donne de l'acide gallique. Ce résultat a une importance très grande ; en effet, cet acide gallique ne peut-il pas désormais s'unir à lui-même et donner l'éther gallique ? Voilà le tannin régénéré ; le cycle est alors complet.

Strecker a fait de l'acide gallotannique un glucoside de l'acide gallique. Schiff (3) soutient une opinion contraire : il est arrivé à préparer synthétiquement, par l'action de l'oxychlorure de phosphore à 100°-120°, du tannin exempt de sucre en partant de l'acide gallique. Ce fait avait été entrevu déjà par Löwe (4), mais n'avait pas reçu de ce chimiste sa véritable signification. Le tannin serait de l'acide digallique : $C^{28}H^{19}O^{18}$.

Il est probable que les végétaux renferment le tannin sous forme d'un glucoside polygallique très altérable et dont une portion resterait indécomposée dans le tannin ordinaire.

(1) ROBIQUET. *J. de Ph.* (3), t. XXIII, p. 241.
(2) VAN TIEGHEM. *Physiologie des Mucédinées. Ann. sc. nat.*, 1867, p. 210-245.
(3) H. SCHIFF. *Deutsch chem. Gesell.*, 1871, p. 231-907.
(4) LÖWE. *Journ. prakt. Chem.*, t. CVII, p. 464.

Suivant Loëwe (1) l'oxydation de l'acide gallique for-
merait le tannin; il combat l'opinion de Strecker. Il fait
réagir le nitrate d'argent sur le gallate de baryté.

J'ai voulu rechercher si, dans certains cas, l'acide
gallique ne précède point l'apparition du tannin.

Je n'ai pas encore actuellement de faits assez nombreux à indiquer sur ce point; je me propose d'ailleurs de
poursuivre ultérieurement ce travail.

Pour commencer une telle étude, il fallait avant tout
faire choix d'un réactif micro-chimique permettant de
distinguer l'un et l'autre des principes; je ne sache pas
que pareille question ait été traitée. A la suite d'une
série d'essais infructueux, je suis arrivé enfin à trouver
une solution me permettant très nettement de différencier l'acide gallique du tannin. J'emploie l'acétate d'urane
en solution neutre ou légèrement alcaline.

Cette solution a l'avantage de ne point diffuser dans
la préparation, elle donne un précipité jaune rouge avec
le tannin, tandis qu'elle se colore simplement en jaune
par l'acide gallique. Je me suis assuré que la nature
albuminoïde du milieu cellulaire ne pouvait nuire aux
indications de ce réactif : pour cela, j'ai additionné une
solution de tannin ou d'acide gallique tantôt d'albumine,
tantôt de gomme. Je n'ai obtenu aucun changement
dans le sens des réactions annoncées ci-dessus.

Le mode opératoire consiste à faire un premier essai
avec les sels de fer, puis un second avec le sel d'urane.

(1) LOEWE. *J. für prakt. Chem.*, t. CII, p. 111. *Bull. Soc. chim.*,
1869, t. IX, p. 388.

La comparaison des coupes ainsi traitées permettra de se rendre compte de la nature du contenu cellulaire.

En effet, une coloration bleue ou noire indique, dans le premier cas, la présence du tannin ou de l'acide gallique.

Une simple coloration, *sans précipité*, des mêmes éléments, indiquerait la présence de l'acide gallique.

J'ai traité de la sorte un certain nombe de coupes de *R. fruticosus* appartenant à des organes d'âges différents.

Tout ce que je puis avancer maintenant, dans cette première période de recherches, c'est que le réactif, dans quelques cas, indique la présence de granulations colorées, tandis que dans d'autres cas, au contraire, il manifeste une simple coloration des mêmes éléments qui étaient impressionnés uniformément par les sels de fer.

CONCLUSIONS

L'étude morphologique des *Dryadées* conduit à la division en deux sous-tribus *Potentillées* et *Rubées*.

L'anatomie fournit des résultats analogues.

En somme, les caractères des DRYADÉES peuvent se résumer comme il suit :

1° Sous-tribu des POTENTILLÉES ;

Fruit sec, akènes.

Liège péricyclique ; pas de réseau sus-endodermique ; pas d'appareil spécial pour le tannin.

2° Sous-tribu des RUBÉES :

Fruit charnu, drupéoles.

Liège endodermique ; un réseau sus-endodermique ; appareil spécial pour le tannin. La localisation de l'appareil tannifère chez les *Rubus* démontre l'existence de trois types principaux dont l'un *R. cæsius* est intermédiaire aux deux autres *R. fruticosus* et *R. idæus*.

La structure du péricycle rend de grands services dans la diagnose des tiges : non seulement elle permet de reconnaître immédiatement les genres *Rubus*, *Poten-*

tilla et *Geum;* mais, par sa physionomie spéciale, elle aide à la détermination des espèces.

Le tannin et l'oxalate de chaux sont très abondants dans cette famille ; de là l'important rôle physiologique accordé surtout à la première de ces substances.

IMPRIMERIE LEMALE ET Cⁱᵉ, HAVRE

PLANCHE I

(Gross^t 300 diam.)

1, 2. — Rhizôme du FRAGARIA VESCA (vue d'ensemble et coupe transversale).
— *s*, suber ; *p. cor*, parenchyme cortical ; *end*, endoderme ; *s. pr*, suber péricyclique ; *l*, liber ; *cb*, cambium ; *b*, bois ; *ox*, mâcle d'oxalate de chaux ; *m*,
moelle ; *r. m.*, rayon médullaire.

3. — Tige du GEUM URBANUM (coupe transversale). — *ep*, épiderme ; *col*, collenchyme ; *p. cor*, parenchyme cortical ; *end*, endoderme ; *pr*, péricycle ; *l*,
liber ; *cb*, cambium ; *b*, bois ; *tr*, trachées ; *p. l*, parenchyme ligneux.

4, 5. — Tige du COMARUM PALUSTRE (vue d'ensemble et coupe transversale
grossie). — *ep*, épiderme ; *p. cor*, parenchyme cortical ; *end*, endoderme ; *s. pr*,
suber péricyclique ; *l*, liber ; *cb*, cambium ; *b'*, bois secondaire ; *r. m*, rayon
médullaire ; *b'*, bois primaire ; *m*, moelle ; *l. c*, lacune centrale.

PLANCHE II

6. 7. — Tubercule du POTENTILLA ANSERINA (vue d'ensemble et portion grossie). — *s.*, suber; *p. cor.*, parenchyme cortical; *f. lb.*, faisceau libéro-ligneux; *r. m.*, rayon médullaire; *l*, liber; *cb*, cambium; *b*, bois.

8. — Tige traçante du POTENTILLA ANSERINA (coupe transversale). — *ép*, épiderme; *col*, collenchyme; *p. c*, parenchyme cortical; *end*, endoderme; *pr*, péricycle; *l*, liber; *b*, bois; *m*, moelle.

9. — Feuille du POTENTILLA ANSERINA. — *ep. s.*, épiderme supérieur; *p. p.*, parenchyme palissadique; *ep, i*, épiderme inférieur.

10. — Rhizôme de TORMENTILLE (coupe transversale). — *s.*, suber; *p. c.*, parenchyme cortical, *cb*, cambium; *l*, liber; *b*, bois; *m*, moelle.

11. — Tige du POTENTILLA RECTA (coupe transversale). — *ep*, épiderme; *col*, collenchyme; *p. cor*, parenchyme cortical; *end*, endoderme; *pr*, péricycle; *l*, liber; *cb*, cambium; *b*, bois secondaire; *b¹*, bois primaire; *m*, moelle.

PLANCHE III

(Gross⁰ 800 diam.)

12, 13. — Racine du RUBUS FRUTICOSUS (coupe transversale). — *s.*, suber; *c. sc*, cellule scléreuse; *p. cor.*, parenchyme cortical; *l*, liber secondaire; *cb*, cambium; *rm.*, rayon médullaire; B*, bois secondaire.

14, 15. Tige du RUBUS FRUTICOSUS (coupe transversale). — *ep*, épiderme; *col*, collenchyme; *p. cor.*, parenchyme cortical; *end*, endoderme; *pr*, péricycle; *l*, liber; *r. m.*, rayon médullaire; *cb*, cambium; *b*, bois; m, moelle.

16. — Poil géminé du RUBUS FRUTICOSUS.

17. — Poil pluricellulaire glanduleux du RUBUS FRUTICOSUS.

18. — Tige du RUBUS IDÆUS (coupe transversale). — *ep*, épiderme; *col*, collenchyme; *p. cor.*, parenchyme cortical; *end*, endoderme; *pr*, péricycle; *l*, liber.

19. — Pétiole du RUBUS IDÆUS.

20. — Limbe du RUBUS IDÆUS (coupe transversale). — *ep. s.*, épiderme supérieur; *p. pal.*, parenchyme palissadique; *p. lac.*, parenchyme lacuneux; *ep. i.*, épiderme inférieur; *gl*, glande.

PLANCHE IV

(Gross.[t] 200 diam.)

21, 22. — RUBUS FRUTICOSUS (moelle) 21, coupe transversale ; 22, coupe longitudinale. — c. m., cellule molle ; c. t., cellule tannifère ; ox, oxalate de chaux.

23, 24.— RUBUS CÆSIUS (moelle) — c. m., cellule molle ; c. t., cellule tannifère ; ox, oxalate de chaux.

25, 26. RUBUS IDÆUS (moelle). — c. m., cellule molle ; c. t., cellule tannifère ; ox., oxalate de chaux.

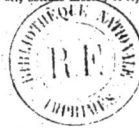

www.ingramcontent.com/pod-product-compliance
Lightning Source LLC
Chambersburg PA
CBHW072312210326
41519CB00057B/4832